당뇨약
끊을 수
있다

TOSHITSU SEIGENSHOKU NO SUSUME by Satoru Yamada
Copyright ⓒ 2012 Satoru Yamada
All rights reserved.
Original Japanese edition published in 2012 by TOYO KEIZAI INC.
Korean translation rights arranged with TOYO KEIZAI INC.
through Tony International

이 책의 한국어판 저작권은 토니에이전시를 통한
TOYO KEIZAI INC.와의 독점 계약으로 도서출판 이아소에 있습니다.
저작권법에 의해 한국 내에서 보호를 받는 저작물이므로 무단전재와 무단복제를 금합니다.

최고의 당뇨병 전문의가 밝혀낸 당질의 비밀

당뇨약 끊을 수 있다

야마다 사토루 지음 | 이근아 옮김

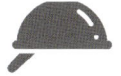

이아소

차례

1장 누구나 지속할 수 있는 최고의 당뇨병 밥상
지속하지 못하는 식사요법은 권할 수 없다 · 11
칼로리 제한식을 오래 지속하지 못하는 이유 · 14
맛있는 음식을 배불리 먹을 수 있다 · 19
지속하기 쉽고 치료 효과가 뛰어나다 · 23
번스타인의 정의 – 하루 당질 섭취량 130g 이내 · 26
기준을 느슨하게 하면 오래 지속할 수 있다 · 29
기준이 느슨해도 효과가 있는 이유 · 31
어느 정도 주식을 먹을 수 있다는 장점 · 33
기준의 중요함 · 36

2장 당뇨병 치료, 당질이 핵심이다
당뇨병이란 어떤 병인가 · 41
비만과 당뇨병 · 44
합병증의 위험을 증가시키는 식후 고혈당 · 47
식사요법이 가장 중요하다 · 49
당질만이 혈당치를 높인다 · 52
당질 제한은 식후 고혈당을 억제한다 · 54
당뇨병과 치료식에 대한 정리 · 56

3장 맛있게 배불리 먹고도 약을 끊을 수 있다

칼로리 제한식은 지속하기 어렵다 · 61

칼로리 설정이 너무 낮다 · 63

칼로리 제한식 - 계속할 수만 있다면 효과가 있는가? · 68

올바른 치료법은 환자에게 배운다 · 71

칼로리 제한이 안 되면 당질 제한으로 · 73

4장 당뇨병, 비만, 대사증후군까지 치료된다

경험이 풍부했던 번스타인의 보고서 · 79

당질 제한식의 5가지 이점 · 80

    이점1   인슐린을 별로 사용하지 않는다

    이점2   감량 효과가 있다

    이점3   지방의 상황이 좋아진다

    이점4   대사증후군이 개선된다

    이점5   감량 전부터 효과가 나타난다

효과를 증명하는 여러 가지 연구 결과 · 92

밥을 많이 먹는 식습관과 당뇨병에 관한 연구 · 95

5장 밥상을 차리기 전에 반드시 알아야 할 것들

한 끼 당질량을 20~40g 범위로 · 101

당질이란 · 104

당질이 많은 식품 · 107

★ 당질이 적은 식품과 많은 식품 분류표 · 109

밥 반 공기, 토스트 반쪽 · 111

이런 술이라면 OK · 114

과일에 대한 오해 · 116

자신의 입맛에 맞게 먹을 수 있다 · 118

★ 식품 100g당 당질량(g) · 120

6장 여러 가지 식사요법의 진실

저탄수화물식과 당질 제한식 · 133

번스타인의 당질 제한식 · 135

애트킨스 다이어트의 문제점 · 137

케톤체에 상관없이 당질 제한식은 효과적이다 · 141

《당뇨병엔 밥 먹지 마라》 출간 이후 · 145

당질 제한식의 정의가 없으면 위험하다 · 147

당질 제한식을 할 때 주의해야 하는 경우 · 150

7장 당질에 대해 잘못 알고 있는 상식

당질 제한식에 대한 오해와 의문 · 155

- **의문1** 그것은 당질 제한식이 아니다
  — 효과가 없다는 비판에 대해
- **의문2** 조건이나 해석이 과학적으로 불평등하다
  — 동맥경화를 촉진한다는 비판에 대해
- **의문3** 비과학적으로 결론내리고 있다
  — 암이 늘어난다는 비판에 대해
- **의문4** 고당질이 필요하다는 근거가 없다
  — 당질 섭취는 50% 이상이어야 한다는 비판에 대해
- **의문5** 극단적인 당질 제한식이 문제라면 모든 당질 제한식이 문제인가
  — 케톤 생산식이 위험하니 모든 당질 제한식이 위험하다는 비판에 대해

권위 있는 연구는 당질 제한식을 지지한다 · 171

8장 '가벼운 당질 제한식'이 정답이다

식당은 건강에 신경쓰고 있다 · 179

당질 제한식은 술자리나 회식에 적합하다 · 183

당질 제한식이라면 '당뇨병 경찰'도 필요 없다 · 186

미국당뇨병학회도 당질 제한식을 인정했다 · 190

당뇨병 치료식은 유연하게 생각해야 한다 · 194

당뇨병에는 유산소운동만 효과가 있다? · 197

구내식당도 변해야 한다 · 200

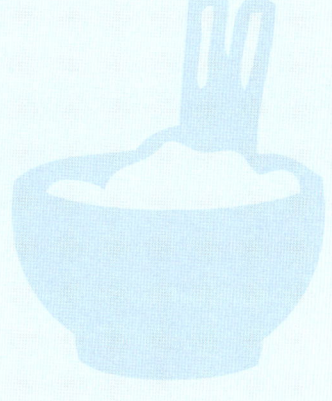

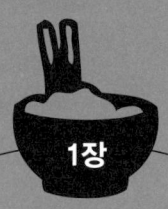

1장

누구나 지속할 수 있는
최고의 당뇨병 밥상

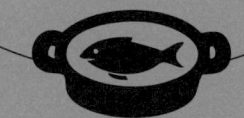

지속하지 못하는
식사요법은 권할 수 없다

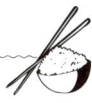

　당뇨병 치료에서는 식사요법이 무엇보다 중요하다. 하지만 안타깝게도 식사요법을 오래 지속하지 못하는 환자가 많다.

　의료관계자들은 교육을 받을 때 식사요법을 계속하지 못하는 환자들을 나무라서는 안 된다고 배운다. 식습관이 제대로 개선되지 못한다고 책망하는 것은 나름대로 노력하고 있는 환자의 치료 욕구를 꺾는 일이기 때문이다.

　당뇨병의 식사요법은 일정 기간이 아니라 평생 동안 계속해나가야 한다. 지속하는 데 가장 중요한 것은 환자의 의욕이므로, 의욕을 잃게 하는 말을 함부로 해서는 안 되는 것이다.

　식사요법이 제대로 되지 않으면 의사가 뭐라고 하지 않아도 환자 스스로 자신을 책망하는 경우가 있다. "어차피 나는 글러먹었어. 의지가 약하니까"라며 자포자기해 의욕을 잃고 식사요법에서 완전히 손을 떼는 사람도 드물지 않다.

게다가 이처럼 자신을 '의지가 약한 인간'이라고 생각하는 것은 심각한 스트레스가 된다. 식사요법 때문에 당뇨병 환자의 인생이 행복과 점점 멀어질 수도 있는 것이다.

그중에는 식사요법을 계속하려는 의지가 강해 열심히 노력하는 환자도 있는데, 이렇게 자신을 항상 채찍질하다 보면 우울증세가 나타나는 경우도 있다. 실제로 당뇨병 환자 중에는 우울증이 있는 사람이 많다.

식사요법을 계속할 수 없거나 지속하기가 힘들면, 식사요법이라는 존재 자체가 결과적으로 환자에게 악영향을 미치게 된다.

당뇨병은 근본적인 치료가 어려워 평생 동안 혈당치가 높아지지 않도록 관리해나가야 하는 병이다. 식사요법을 중심으로 운동치료나 약제 등을 이용해 혈당치를 적정하게 관리하는 생활을 죽을 때까지 계속해야 한다. 이때 환자에게 가장 중요한 것은 '나는 잘 해낼 수 있다'라는 마음이다. 당뇨병을 조절할 수 있다는 자신감이 중요한 것이다.

이러한 마음을 '자기효력감'이라고 한다. 환자의 자기효력감이 떨어지면 혈당 조절이 제대로 되지 않는다. 그런데 식사요법이 제대로 되지 않을 경우 환자는 자신감을 잃어 혈당이 잘 조절되지 않는다.

여기서 한 가지 생각해봐야 할 것이 있다. 식사요법을 계속하지 못하는 진짜 원인이 환자에게 있는 것인지, 아니면 의사에게 있는 것인지에 대한 문제다. 의사들은 환자가 식습관을 바꾸지 못하는 것이 의지가 약하기 때문이라고 생각하는 경우가 많고, 환자 스스로도 대부분 그렇게 생각하고 있다.

그러나 사실은 환자들이 실행하기 힘든 치료법을 권하고 있는 의사 쪽에 진짜 원인이 있을지도 모른다. 그 치료법이 아무리 효과가 뛰어나다 해도 실행하기가 힘들다면, 의사는 환자에게 그것을 무턱대고 권해서는 안 된다. 적어도 나는 현실적으로 지속할 수 없는 식사요법을 환자에게 권하지 않는다. 실행하기 힘든 치료는 그림 속의 떡과 마찬가지이기 때문이다.

칼로리 제한식을
오래 지속하지 못하는 이유

현재 대부분의 의료기관에서 일반적으로 지도하고 있는 당뇨병 치료식은 칼로리 제한식이라는 식사법이다.

칼로리 제한식은 환자의 키를 기준으로 필요 칼로리를 산출해, 하루 식사에서 섭취할 칼로리를 그 이하로 제한한다. 여기에 일본당뇨병학회는 영양 비율에서 당질을 50~60% 섭취하고 지방을 25% 정도로 제한하도록 권장하고 있어, 현장의 많은 의사들이 이에 따라 환자를 지도하고 있다.

하지만 이 식사법을 지속하지 못하는 환자가 상당히 많다.

실은 나도 칼로리 제한식을 직접 시험해본 적이 있는데, 공복감이 견디기 힘들어 얼마 못 가 포기하고 말았다. 환자들이 호소하듯이 칼로리 제한식은 실행하고 지속하기에 문제가 있었다. 당뇨병 치료식은 장기간 실행해야 한다. 자신도 실행하지 못한 식사법을 태연히 환자에게 권하는 것은 의사로서 올바른 태도라고 할 수 없다. 이 일을 계기로 나는 칼로리 제한식에만 치우친 현재의 식사요법에 의문을 가지게 되었다.

칼로리 제한식을 지속하기 어려운 이유를 생각해보기 전에 먼저 이 식사요법의 목표에 대해 알아보자.

당뇨병이 어떤 병인지는 뒤에서 자세히 다루겠지만, 일단 여기서 알아두어야 할 것은 당뇨병은 비만과 관련이 깊어 살이 찌면 혈당치를 적정하게 유지하는 기능이 제대로 작동하지 않는다는 점이다.

비만은 과식과 운동 부족에 원인이 있다. 당뇨병(이 경우의 당뇨병은 정확하게는 2형 당뇨병*으로, 생활습관에 발병 원인이 있는 당뇨병이다)이 생활습관병으로 불리는 것은 이러한 생활로 인해 일어나는 병이기 때문이다. 반대로 말하면 과식을 억제하면 당뇨병에 걸리거나 당뇨병이 악화되는 것을 막는 효과가 있다.

칼로리 제한식이란 이러한 당뇨병의 특징에 주목한 것으로, 식사의 양을 억제해 비만을 개선하는 데 목적이 있다.

---

* 2형 당뇨병…당뇨병은 크게 2종류로 나눌 수 있다. 1형 당뇨병은 한때 소아형 당뇨병이나 인슐린 의존성 당뇨병으로 불린 당뇨병으로 소아기에 발병하는 경우가 많다. 고혈당의 원인이 혈당 저하작용을 하는 호르몬(인슐린)의 고갈에 있으므로, 인슐린을 주입하지 않으면 살아가지 못하는 경우가 많다. 2형 당뇨병은 성인 당뇨병 또는 인슐린 비의존성 당뇨병으로 불리며, 중년 이후에 발병하는 경우가 많고 과식이나 운동 부족이 고혈당을 부추기므로 생활습관 개선이 최고의 치료법이다.

인간은 음식물 속의 에너지를 사용해 살아간다. 이 에너지의 단위가 바로 칼로리다. 과식을 하면 식사로 섭취하는 칼로리가 많아진다.

원칙적으로는 매일 생활하면서 사용하는 칼로리보다 먹고 흡수하는 칼로리가 많으면 남는 양은 몸속에 지방으로 축적되어 살이 찌게 된다. 반대로 사용하는 칼로리보다 흡수한 칼로리가 적으면 살이 빠진다.

따라서 매일 소비하는 칼로리보다 식사로 섭취하는 칼로리를 적게 유지하면 비만을 해소할 수 있다. 비만이 해소되면 혈당치를 낮추는 기능이 제대로 작동하게 되므로 당뇨병을 관리하는 데 효과가 있다.

식사요법의 원리가 이해되었다면, 이번에는 왜 많은 환자들이 칼로리 제한식을 지속하지 못하는지에 대해 생각해보자.

내 경험과 환자들의 의견을 종합해보면 이유가 3가지로 정리된다.

첫 번째는 칼로리를 계산하거나 영양 균형을 조정하는 것이 귀찮다는 점이다. 칼로리 제한식에서는 식사로 섭취하는 칼로리를 기준 이하로 잡는다. 기준이 되는 칼로리는 키를 기초로 산출하며, 환자는 식사 때마다 자신이 먹는 칼로리를 계산해 기준 이하로 유지해야 한다. 이러한 계산이 번거롭기 그지없는 것이다.

우리가 먹는 음식의 종류는 너무나 다양하다. 각각에 대해 일일이 칼로리를 계산하는 것은 사실 엄청난 노력이 필요하다. 성격적으로 아주 꼼꼼한 사람이 아니면 오래 지속하기 힘들다.

또한 칼로리를 주로 갖고 있는 것은 3대 영양소로 불리는 당질, 지방, 단백질인데, 칼로리 제한식에서는 이 세 가지 물질의 비율도 따로 정해져 있다. 당질 50~60%, 지방 25% 이내, 단백질 15~25%의 비율로 식사를 해야 하는 것이다. 《당뇨병 식사요법을 위한 식품교환표》(일본당뇨병학회 편, 이하 식품교환표로 표기)라는 책을 보면서 매끼 식사 내용을 상세하게 정해야 하므로 식사를 준비하는 일이 이만저만한 고역이 아니다.

두 번째 이유는 먹을 수 있는 양이 적다는 점이다. 위장이 전혀 만족하지 못한 상태로 식사를 끝내는 것은 고통스러운 일이다. 지금까지 배불리 먹어온 사람에게는 더 한층 가혹한 일이다.

물론 병을 고치려면 이 정도는 참아야 한다고 생각하는 사람도 있을 것이다. 그러나 그렇게만 생각할 수 없는 문제가 있다. 실은 현재 사용하고 있는 기준 칼로리 설정법에는 해결되지 못한 문제가 있어, 치료에 필요한 양보다 칼로리가 상당히 하향 조정되어 있을 가능성이 있기 때문이다. 여기에 대해서는 3장에서 설명하겠지만, 소식(小食)의 괴로움을 단지 환자 본인의 나약함으로 단정해서는 안 된다는 것을 강조하고 싶다.

세 번째 이유는 맛있는 음식을 먹을 수 있는 가능성이 낮다는 점이다. 칼로리 제한식에서는 3대 영양소 가운데 지방을 삼가도록 하고 있다. 당뇨병의 경우 가장 무서운 것은 합병증이다. 합병증 중에서도 뇌졸중이나 심장병까지 유발할 수 있는 동맥경화증은 혈액 속의 지방 상태가 나빠지면 쉽게 발생한다. 이 때문에 식사로 섭취하는 지방의 양을 줄이도록 지도하고 있는 것이다.

그러나 식사에 포함된 지방을 줄일 경우 먹을 수 있는 식품의 종류가 제한될 수밖에 없다. 예를 들어 육류나 생선은 거의 먹을 수가 없다. 현대인들이 맛있다고 꼽는 요리도 대부분 지방을 많이 함유하고 있다.

칼로리를 제한하게 되면 맛있는 요리는 대부분 삼가야 한다. 다른 사람들이 맛있는 음식을 먹고 있는 동안 옆에서 입맛만 다시며 참고 있는 것은 괴로운 일이다.

게다가 최근 여러 연구에서 밝혀진 바로는 식사에서 지방을 제한해도 동맥경화증을 억제하는 효과가 없다고 한다. 지방을 제한하는 것이 사실은 별 의미가 없는 것이다.

이처럼 칼로리 제한식은 계산이 번거롭고, 조금만 먹고 배고픔을 참아야 하며, 맛있는 요리를 외면해야 하는 단점 때문에 오래 지속하기가 힘들다. 나 역시 이러한 문제로 인해 얼마 못 가 포기하고 말았다. 환자들에게 권할 만한 식사요법이 아니라는 생각이 든 것도 이 때문이다.

나는 혈당치를 조절하는 데 효과가 있고 즐겁게 오래 지속할 수 있는 식사요법이 없는지 생각해보았다. 그리고 찾아낸 것이 바로 당질 제한식이다.

맛있는 음식을
배불리 먹을 수 있다

당질 제한식은 칼로리 제한식과는 완전히 다른 목표를 갖고 있는 식사법이다.

칼로리 제한식은 섭취 칼로리와 영양 균형을 조절해 비만을 해소함으로써 당뇨병을 개선하고자 한다. 이에 반해 당질 제한식은 식사로 인해 혈당치와 인슐린 수치가 상승하는 것을 피하는 것이 직접적인 목표다.

당뇨병을 관리한다는 것은 혈당치를 높이지 않도록 하는 것이다. 혈당치가 높아지면 당뇨병이 악화되고 합병증 위험도 증가하기 때문이다. 따라서 혈당치를 높이지 않는 것이 식사요법의 가장 중요한 목표로, 당질 제한식은 이 점에 주목한 요법이라 할 수 있다.

단적으로 말하면, 식사로 혈당치가 높아지는 것은 당질을 먹었을 때뿐이다. 지방이나 단백질을 섭취해도 혈당치는 올라가지 않는다. 이 말은 식사 때 당질을 적게 섭취할수록 혈당치도 적게 올라간다는 의미다.

당질 제한식은 이 개념에 바탕을 둔 치료식으로, 매끼 식사에 포함된 당질의 양을 되도록 줄이고자 한다. 그러면 혈당치를 낮게 억제할 수 있고 합병증의 위험도 낮아진다.

또한 당질 제한식을 계속하다 보면 비만 해소 효과도 나타난다. 이것은 췌장에서 분비되는 인슐린이라는 호르몬과 관련이 있다. 인슐린은 혈당치를 낮추는 작용을 하지만, 몸을 살찌우는 역할도 한다. 따라서 식사 때 섭취하는 당질의 양이 적으면 인슐린도 적게 분비되어 살이 잘 찌지 않는다.

이처럼 당질 제한식은 당뇨병을 관리하는 데 있어서 여러 면으로 상당히 효과적이다.

뿐만 아니라 당질 제한식은 칼로리 제한식보다 지속하기가 쉽다는 장점이 있다. 무엇보다 계산하기가 번거롭지 않다.

칼로리 제한식의 경우 거의 모든 식품에 대해 칼로리를 계산해야 하지만, 당질 제한식에서는 당질이 많이 함유된 일부 식품에 대해서만 주의하면 되기 때문에 계산하는 수고를 덜 수 있다. 사실 대략적인 기준만 지켜주면 계산할 필요가 없다.

당질 제한식을 오래 지속할 수 있는 또 다른 이유는 먹는 양에 거의 제한이 없다는 점이다.

칼로리를 제한하지 않기 때문에 식사의 전체량은 그다지 신경 쓰지 않아도 된다. 식사량이 아니라 당질의 양을 줄이는 것이 중요하므로, 지방이나 단백질에서 섭취하는 칼로리 양은 염려하지 않아도 된다.

따라서 웬만한 대식가가 아닌 한 배부르게 먹어도 치료 효과를 볼 수 있다.

당질 제한식을 칼로리 제한식보다 오래 지속할 수 있는 마지막 이유는 맛있게 먹을 수 있는 식품의 종류가 많다는 점이다.

당질이 많이 함유된 식품은 삼가야 하지만, 지방이나 단백질에 대해서는 제한이 없다. 육류나 생선을 이용한 요리도, 볶음이나 튀김처럼 기름을 사용한 요리도 괜찮다(단, 튀김옷은 당질 함량이 높으므로 주의해야 한다). 기름지다고 멀리서 쳐다만 보던 음식을 대부분 먹을 수 있다. 칼로리 제한식의 약점이었던 부분이 보완되어 비교적 쉽게 지속할 수 있는 것이다.

단, 당질의 양을 더 줄이려고 당질 제한식을 엄격하게 실행하는 경우는 힘든 점이 있다. 쌀이나 보리 등 주식이 되는 식품에는 당질이 아주 많이 포함되어 있다. 엄격한 당질 제한식에서는 당연히 주식은 전혀 입에 댈 수 없는데, 밥이나 빵을 반드시 먹어야 하는 사람에게는 이 부분이 부담이 되므로 실행하기가 어렵다.

그러나 당질 제한을 어느 정도 완화해도 된다면 이야기는 달라진다. 주식을 조금이라도 먹을 수 있다면 실행하기가 훨씬 수월해지기 때문이다.

당질 제한식이 실행 가능한지 아닌지는 당질을 조금은 먹어도 되는지, 전혀 먹어서는 안 되는지의 차이로 크게 좌우된다.

그러면 당질 제한식에서는 어느 정도까지 당질을 줄여야 당뇨병 치료식으로 효과가 있는 것일까?

실행 가능한 식사요법을 찾고 있었던 나는 어느 정도까지 당질을 줄이면 당질 제한식이라고 할 수 있는지를 알고 싶었다. 그런데 안타깝게도 답은 찾을 수 없었다. 당질 제한식에 대한 기준이 존재하지 않았기 때문이다. 기준은 고사하고 당질 제한식의 정의조차 제대로 내려지지 않은 상태였다. 이것은 지금도 마찬가지다.

지속하기 쉽고
치료 효과가 뛰어나다

당질 제한식이란 식사에 포함된 당질의 양을 줄이는 식사법이다. 당질 제한식이라는 말이 의미하는 내용은 이것뿐이다. 그저 당질을 줄이기만 할 뿐, 어느 정도를 표준으로 해서 줄이는지, 어디까지 당질을 줄이는지는 공식적으로 정의되어 있지 않다.

또한 의학계는 당질 제한식이 어떤 사람에게 효과적이고 어떤 사람에게는 맞지 않는 식사인지, 어떤 방법으로 실행하는지에 대한 공통된 인식도 갖고 있지 않다.

때문에 실제로 당질 제한식을 실행하는 사람들은 혼란스러워하고 있으며, 경우에 따라서는 위험에 처할 수도 있다.

당질 제한식은 비교적 새로운 식사요법이다. 특히 최근 몇 년 사이에 급속도로 관심을 모으고 있는 식사요법인데, 당뇨병 치료 현장에서는 여전히 이단으로 보는 시선도 존재한다.

그러나 당뇨병에 대한 치료 효과가 상당히 뛰어나고 기존의 칼로리 제한식보다 실행하기가 쉽다는 사실이 확인되면서, 임상 의사를 중심으로 이 치료를 도입하는 의료기관이 늘어나 점차 보급되고 있는 상황이다.

미국이나 유럽에서는 이미 어느 정도 평가를 받고 있다. 예를 들어 당질을 제한하는 치료식은 미국당뇨병학회에서도 공식적으로 인정하고 있다. 그러나 우리는 아직 칼로리 제한식만 공식적인 당뇨병 치료식으로 인정하고 있다.

이런 상황이니 당질 제한식을 활발하게 연구해 정확한 정의를 내리려는 움직임은 일어나지 않고 있다. 하지만 정의가 내려지지 않으면 여러 가지 문제가 발생한다.

예를 들어 당질 제한식이 정말로 효과적인지 아닌지를 확인하려는 경우, 당질을 어디까지 줄여야 당질 제한식인지 제대로 정의해 놓지 않으면 그 효과를 확인할 방법이 없다.

가령 기존의 칼로리 제한식에서 당질을 20% 정도 줄인다고 해보자. 20%라도 어쨌든 당질을 줄인 셈이므로 '당질 제한식'을 실행했다고 말할 수도 있다. 그런데 이 경우 치료 효과가 없다면, 그 이유가 당질 제한식이 효과가 없기 때문인지 줄인 당질의 양이 부족하기 때문인지 정확히 알 수가 없다.

치료할 때도 문제다. "당질을 조금 줄여보자"는 의사의 말에 기존의 칼로리 제한식과 같은 칼로리로 당질의 비율만 20% 줄였다고 해보자. 이 경우 계산은 여전히 복잡하며 소식을 해야 하고 맛있는 음식을 참아야 하는 상황도 개선되지 않았기 때문에 환자로서는 좋을 것이 하나도 없다.

또한 당질 제한식의 효과를 과신하는 경우도 생긴다.

1형 당뇨병 환자가 당질 제한식으로 혈당치가 상당히 개선되어 인슐린 주사를 중지했는데, 이후 상태가 급격히 악화되어 내가 근무하는 병원으로 실려 온 적이 있었다. 일시적인 호전이었을 뿐이었다.

2형 당뇨병과는 달리 1형 당뇨병은 당질 제한식을 실행하는 데 있어서 어려운 점이 많다. 원칙적으로는 1형 당뇨병에도 당질 제한식이 효과가 있다고 보며, 주사하는 인슐린의 감량이나 혈당 조절을 개선하는 데 도움이 되는 것도 사실이다. 하지만 인슐린 주사를 중지하는 것은 지나친 행동이다. 정의가 애매하고 공식적인 기준도 없기 때문에 당질 제한식을 자기 식대로 해석하고 그 효과를 과신하게 된 것이다.

당뇨병 치료에 종사하는 사람으로서 나는 당질 제한식을 제대로 평가하고, 그것을 안전하고 효과적으로 운용하기 위해서라도 당질 제한식의 명확한 정의는 반드시 필요하다고 생각한다.

번스타인의 정의
하루 당질 섭취량 130g 이내

당질 제한식을 정의내릴 때 현 시점에서 가장 효과적인 기준을 제시하는 것은 리처드 번스타인의 정의라고 생각한다.

당뇨병 치료는 부담 없이 즐겁게 계속해나갈 수 있어야 한다. 평생 동안 계속해나가야 하기 때문에 즐겁지 않으면 지속할 수 없고, 억지로 해봤자 건강에도 도움이 되지 않는다.

현행 칼로리 제한식은 이 부분을 충족하지 못하므로 다른 식사법을 찾아야 했다. 그리고 발견한 것이 《번스타인 박사의 당뇨병 해결(Dr. Bernstein's Diabetes Solution)》이라는 책이었다.

저자 번스타인은 미국인으로 어릴 때부터 1형 당뇨병을 갖고 있었다. 당뇨병을 치료하기 위해 치료법을 찾아 헤매던 중 식사로 섭취하는 당질의 양을 줄이면 혈당이 잘 조절된다는 사실을 발견했다. 하지만 주치의에게 이에 대해 이야기해도 '말도 안 되는 소리'라며 상대도 해주지 않았다.

당시 미국에서 공식적으로 인정되던 당뇨병 치료식은 지금 우리와 마찬가지로 저지방 칼로리 제한식뿐이었다. 즉 칼로리를 낮추고 당질을 많이 섭취하며 지방을 삼가는 식사였다. 번스타인이 주장하는 식사 내용이 칼로리 제한식과 정반대였기 때문에 주치의는 전혀 이해를 하지 못했던 것이다.

이에 번스타인은 30대에 의사가 되기로 결심한다. 의사가 된 그는 당질 제한식으로 당뇨병을 치료하면서 당질 제한식의 유효성을 증명했다. 그리고 그 내용을 정리한 책을 출판해 전 세계 당뇨병 환자들과 연구자들에게 크나큰 영향을 미쳤다.

미국에서 많은 당뇨병 환자가 그의 치료법을 시험해보고 효과가 크며 안전하다는 사실을 확인했다. 실행하는 환자 수가 점차 늘어나자 처음에는 완고하게 부정했던 미국 의학계도 이를 무시할 수 없게 되었다. 기초적인 임상 연구가 다양하게 진행되자 미국당뇨병학회는 당질을 제한하는 치료법이 효과가 있음을 공식적으로 인정하게 되었다.

번스타인은 당질 제한식의 개척자이며 그가 이룬 업적은 이 분야에서 최고로 평가되고 있다.

이후 번스타인과 그의 동료들은 당질 제한식에 관한 생각을 정리해 〈영양과 대사〉라는 전문지에 발표했는데, 여기에 당질 제한식에 대한 정의가 명확하게 내려져 있다(Nutr Metab 2008, 5, 9).

"당질 제한식은 탄수화물 하루 섭취량을 130g 이하로 한다."

칼로리로 비교해서 말한다면, 하루 섭취 칼로리가 2,000kcal인 경우 탄수화물을 26%, 즉 520kcal 이하로 하는 것이다. 번스타인은 이것이 당질 제한식이라고 명확하게 밝히고 있다.

나는 이러한 번스타인의 생각을 채용해 당질 제한식의 정의를 이렇게 내리고 있다.

"당질 제한식은 하루 섭취 당질량을 130g 이하로 하는 식사요법이다."

번스타인은 '탄수화물'이라고 표현하고 있지만, 요즘에는 '당질'이라는 말이 일반적이므로 이쪽을 사용했다. 탄수화물과 당질은 의미가 조금 다르지만, 같다고 해도 별 상관이 없다. 탄수화물에서 식이섬유를 뺀 것이 당질이라고 이해하는 정도면 충분하다.

당질 제한식은 영어로 보통 'low carbo diet'라고 하는데, 이것을 직역하면 저탄수화물식이 된다. 영어에는 당질에 해당하는 말이 없기 때문에 이러한 표현을 쓰게 된 것 같다.

이 책에서는 탄수화물 속의 식이섬유는 제한하지 않는 것을 명확히 하기 위해 당질 제한식이라는 용어를 사용하기로 한다.

기준을 느슨하게 하면
오래 지속할 수 있다

당뇨병 치료식에서 가장 중요한 것은 지속 가능성이다.

치료 효과로만 본다면 칼로리 제한식은 좋은 치료법이다. 물론 여기에 '지속할 수 있다면'이라는 조건이 붙어야 한다. 마찬가지로 당질 제한식도 효과가 높은 치료법이지만 오래 지속하지 못한다면 의미가 없다. 당뇨병 치료식은 오래 지속할 수 있는지 없는지에 주안점을 두고 생각해야 한다.

칼로리 제한식을 오래 지속하는 데 문제가 없는 환자라면 그대로 계속해나가면 된다. 그러나 그것이 힘들다면 당질 제한식이라는 선택지도 있다. 나는 이것을 환자들에게 알려주고 싶었다. 물론 칼로리 제한식을 계속하지 못한 사람들에게 권하는 것이므로, 이런 점에서 환자에게 도움이 되는 식사요법이어야 할 것이다. 즉 번거로운 계산을 하지 않아도 되고 배불리 먹을 수 있으며 입맛도 충족시켜주는 식사여야 한다.

그러기 위해서는 당질 제한에 지나치게 엄격해서는 안 된다. 한 끼 식사의 당질량을 철저히 줄이려면, 식사로 섭취하는 모든 식품의 당질량을 계산해야 하는 번거로움이 생기고, 무엇보다 맛있는 식사를 포기해야 한다.

왜냐하면 요리에 사용되는 식재료 대부분에 당질이 함유되어 있기 때문이다. 잎채소 등에도 당질이 미량 함유되어 있고, 조미료에는 대부분 상당한 양의 당질이 들어 있으므로 이들을 제한하면 조리를 맛있게 할 수 없다.

간단한 방법으로 맛있게 배불리 먹고 싶다면, 당질 제한의 기준을 느슨하게 하면 된다. 그러면 적은 양의 당질은 신경 쓰지 않아도 되기 때문에 따로 계산하지 않아도 되고 맛도 포기할 필요가 없다.

간단하고 맛있게 배불리 먹을 수 있는 가벼운 당질 제한식이야말로 당뇨병 환자가 오래 지속할 수 있는 가장 좋은 식사법이다.

기준이 느슨해도
효과가 있는 이유

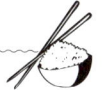

아무리 계속해도 효과가 없다면 식사요법의 의미가 없다. 어디까지나 효과가 나타나는 범위에서 당질 제한을 실행해야 한다. 기준을 어디까지 풀어주는 것이 좋은지 잘 생각해서 실행해야 하는데, 이때 지침으로 삼을 수 있는 것이 번스타인의 정의다.

하루 섭취 당질량은 130g 이내

느슨하게 해도 되는 것은 여기까지다. 130g을 하루 식사 횟수인 3으로 나누면 한 끼의 당질량은 약 43g 이내가 된다. 이로부터 나는 가벼운 당질 제한식의 기준을 다음과 같이 정해보았다.

한 끼 당질량을 40g 이내로 한다.

이것은 번스타인이 정의한 당질 제한식이므로, 그가 직접 증명한 당질 제한식의 치료 효과를 기대할 수 있다.

당질 제한식을 경험하지 못한 사람은 선뜻 감이 오지 않겠지만, 한 끼의 당질량이 40g이라는 것은 상당히 느슨한 기준이다. 양념에 대해서는 그다지 신경을 쓰지 않아도 되며, 주식도 어느 정도 먹을 수 있기 때문이다.

한 끼의 당질량이 40g이나 되면 식사를 할 때 선택의 폭이 아주 넓어질 뿐만 아니라 치료 효과도 기대할 수 있으므로, 환자에게는 이상적인 식사요법이라 할 수 있다.

번스타인은 당질 제한식이 5가지 이점이 있다고 설명하고 그 효과에 대해 매우 확실한 과학적 근거를 제시하였다. 그가 제시한 근거는 어떤 전문가가 보더라도 이견이 없을 정도로 신뢰도가 지극히 높다. 한 끼의 당질량을 40g으로 하는 가벼운 당질 제한식으로도 효과는 충분히 기대할 수 있는 것이다. 이에 대해서는 뒤에서 자세히 소개하겠다.

어느 정도 주식을 먹을 수 있다는 장점

당질 제한식에 대해 이미 알고 있거나 지금 실행하고 있는 사람이라면, 이제 당질 제한의 기준을 '한 끼 40g 이내'까지 느슨하게 하는 것이 얼마나 중요한지 이해했으리라 생각한다.

지금까지는 당질 제한식이라고 하면 대부분 '주식을 먹을 수 없는 식사'를 가장 먼저 떠올렸을 것이다. 그러나 한 끼에 40g까지 당질을 섭취할 수 있다면, 어느 정도는 주식을 먹을 수 있게 되는 셈이다. 한 끼로 밥 반 공기나 토스트 반 조각을 먹어도 당질량이 40g을 넘지 않는다.

가벼운 당질 제한식은 주식을 먹을 수 있는 당질 제한식이다.

실행해보면 알겠지만, 당질 제한식을 계속할 때 가장 장애가 되는 것은 주식을 먹을 수 없다는 점이다.

우리의 식사습관은 주식을 전제로 하고 있다. 밥을 먹으면서 반찬을 곁들이는 형식이다. 따라서 밥을 전혀 먹지 않는다는 것은 기존의 식습관을 근본적으로 바꾸어야 한다는 의미다. 이 때문에 주식을 먹지 않는 당질 제한식을 시작하면 밥이나 빵 같은 것이 먹고 싶어져 얼마 못 가 포기하고 마는 경우가 많다.

하지만 적은 양이라도 밥이나 빵을 먹을 수 있다면 사정은 완전히 달라진다. 주식을 먹으면서 반찬을 곁들이는 식사 스타일을 바꿀 필요가 없기 때문이다. 밥은 줄이고 반찬은 풍성해진 보통 식사가 가능한 것이다.

이 정도의 변화라면 큰 노력은 필요하지 않으며, 서서히 습관을 들이면 그다지 힘들이지 않고 계속할 수 있다.

또한 당뇨병 환자뿐만 아니라 가족의 부담도 크게 줄어든다. 식사를 준비하는 사람에게는 환자의 식사만 따로 만드는 것도 부담스러운 일이다. 당질 제한식의 기준을 엄격하게 하는 경우는 당질량이 많은 식품은 피해야 하므로, 환자와 다른 가족이 먹을 음식을 따로 준비해야 한다.

하지만 당질 제한의 기준이 느슨하면 환자가 먹을 것을 따로 준비할 필요가 없다. 환자는 당질이 많은 식품을 피하기만 해도 '한 끼 당질량 40g 이내'라는 기준을 충족시킬 수 있기 때문이다.

가족이 모두 기본적으로 같은 음식을 먹게 되므로 식사 때 느끼는 심리적 부담도 줄어든다. 환자 입장에서는 자신이 먹지 못하는 음식을 다른 사람이 먹고 있으면 유혹을 참기 힘들다. 그러나 소량이라도 같은 것을 먹을 수 있다면 참는 것도 그리 고통스럽지 않다. 다른 가족도 환자가 먹어서는 안 되는 음식에 대해 주의할 필요가 없으므로 마음이 편해진다.

이처럼 당질 제한의 기준이 느슨하면 식사 스타일을 기본적으로 바꾸지 않아도 되기 때문에 다른 사람과 함께 식사를 즐길 수 있다.

적은 양이지만 주식을 먹을 수 있다는 것만으로도 가벼운 당질 제한식의 가치는 엄청나다고 할 수 있다.

기준의 중요함

한 끼의 당질량을 40g 이내로 하는 가벼운 당질 제한식은 번스타인의 정의와 일치하는 효과적인 당뇨병 치료식이다. 하지만 이것만으로는 충분하지 않아 당질량의 하한선에 대해서도 기준을 정하게 되었다. 왜냐하면 당질량을 지나치게 줄이면 환자가 실행하기 힘든 식이요법이 되기 때문이다.

당질의 양을 엄격하게 제한하려면 모든 음식에 대해 자세하게 계산해야 할 뿐 아니라, 식재료의 종류도 크게 제한되어 맛있게 조리할 수가 없다. 맛있고 즐겁게 지속할 수 있는 치료식이 될 수 없는 것이다.

이러한 이유로 나는 가벼운 당질 제한식에 또 하나의 기준을 추가하게 되었다.

한 끼의 당질량을 20g 이상으로 한다.

당질량을 20g 이상으로 한다면 계산도 복잡하지 않고 음식 맛을 포기하지 않아도 된다. 여기에는 또 한 가지 의학적인 이유가 있다.

실은 당질의 양을 엄격하게 제한하면 우리 몸속에 케톤체(불완전하게 연소된 지방으로 산성을 띤다)라는 물질이 증가한다. 당뇨병이 심각하게 악화되면 케톤체가 이상 증식하는 당뇨병성 케톤산증이 나타나는 경우가 있다. 당질 제한식을 인정하지 않는 전문가 중에는 케톤체가 증가하는 것을 이유로 드는 사람도 있다.

당질 제한식을 할 때 당뇨병성 케톤산증이 일어나는 경우는 극히 드물지만, 〈뉴잉글랜드 저널 오브 메디슨〉과 〈란셋〉 같은 권위 있는 임상의학잡지에 이러한 병례가 보고되어 있다(N Engl J Med 2006, 354, 97. Lancet 2006, 367, 958). 하지만 어떤 특징을 가진 환자가 엄격한 당질 제한식으로 당뇨병성 케톤산증을 일으키는지, 어느 정도의 빈도로 당뇨병성 케톤산증이 발병하는지는 아직까지 밝혀지지 않았다. 따라서 현 시점에서는 케톤체가 증가하지 않는 정도의 당질 제한식을 실행하는 편이 무난하다고 할 수 있다.

한 끼의 당질량이 20g 이상이라면 케톤체의 증가를 염려할 필요가 없다. 서양에서도 당질 제한식의 정의에서 케톤생산식을 제외하고 생각해야 한다는 개념이 정착되고 있는 중이다.

내가 권하는 당질 제한식의 기준을 정리하면 다음과 같다.

한 끼의 당질량이 20g 이상, 40g 이하인 식사

이것만 지키면 식사를 맛있고 즐겁게 지속할 수 있고 당뇨병 치료 효과도 얻을 수 있다. 단, 당질 제한식을 제공하고 있는 많은 식당에서 한 끼의 당질량을 25g 정도로 하고 있듯이, 좀 더 높은 수준의 맛을 추구하려면 25g 이상, 40g 이하가 적당하다고 생각한다.

지금까지 당질 제한식은 정의가 명확하지 않아 오해를 하거나 반대로 과신하는 등 여러 가지 문제가 발생했다. 나는 이러한 상황을 바꾸고 당질 제한식을 제대로 평가하기 위해서는 번스타인의 정의가 중요하다고 생각했다. 그리고 환자들이 즐겁게 당질 제한식을 계속하도록 당질 제한의 하한선을 추가해 새로운 기준을 확립했다.

나는 당질 제한식의 장점을 살리기 위해서는 '당질량의 범위'만을 기준으로 삼아야 한다고 생각한다. 만약 당질 제한의 기준을 총칼로리에 대한 당질의 양으로 비교해서 표현한다면 계산이 복잡해진다. 예를 들어 하루 섭취 칼로리가 2,000kcal인 경우 당질량을 26% 이하(당질량 130g 이내)로 섭취한다고 하면 결국 칼로리를 계산할 수밖에 없다. 이래서는 칼로리 제한식과 다를 바 없다. 계산하는 번거로움을 환자가 감수해야 하는 것이다. 복잡한 계산을 하지 않으려면 기준은 '제한하는 당질량'으로 한정해야 할 것이다.

당뇨병 임상현장에서 당질 제한식이 정착되고 있는 현 시점에서 가장 중요한 것은 실현 가능하고 명확한 기준을 제시하는 것이다. 나는 내가 세운 이 기준이 상당히 실용적이라고 자부하고 있다.

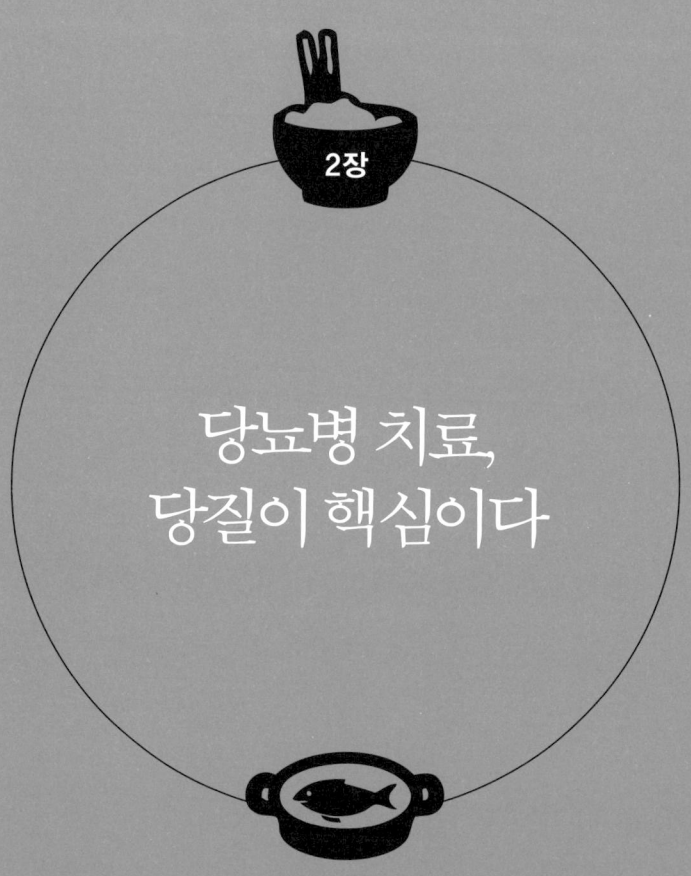

2장

당뇨병 치료, 당질이 핵심이다

당뇨병이란
어떤 병인가

 당뇨병이란 한마디로 말해 혈당치가 높아지는 병이다.

 혈당치가 높으면 소변으로 당이 빠져나와 옛날에는 이것으로 당뇨병이라는 것을 알았다. 당뇨병이라는 이름은 여기에서 유래하지만, 이보다 중요한 것은 혈당치가 높다는 것이다.

 인간의 혈액에는 포도당이 들어 있어 우리 몸속 세포의 에너지로 사용된다. 혈당이란 혈액 속의 포도당을 가리키며, 혈당치는 혈액에 들어 있는 포도당의 농도를 뜻한다.

 당뇨병의 경우 가장 위험한 것은 혈당치가 높은 상태가 계속되어 몸속의 혈관이 상하게 되는 것이다.

 고혈당 자체가 혈관에 상처를 입힐 뿐 아니라 혈당치가 크게 변동하는 것도 혈관을 상하게 한다. 또한 혈당치가 높은 사람은 혈액 속의 지방 상황도 나쁜 경우가 많아 혈관에 장애가 더 쉽게 일어난다. 혈관이 상하고 막히게 되면 혈액이 제대로 공급되지 않는 장기는 제 역할을 하지 못하게 된다. 이로 인해 여러 가지 병이 동시에 발병하는데, 이것을 당뇨병 합병증이라고 한다.

당뇨병에는 3대 합병증이라고 불리는 것이 있는데, 혈당치가 높은 상태를 그대로 방치하면 상당히 높은 비율로 발생한다.

우선 눈이 보이지 않게 되는 망막증에 걸리기 쉽다. 눈에는 미세혈관이 많이 모여 있어 당뇨병이 진행돼 이곳이 막히면 망막증이 되는 것이다.

신증(신장질환)도 당뇨병의 대표적인 합병증이다. 현재 일본의 질환별 인공투석 비율을 살펴보면 당뇨병성 신증이 가장 많이 차지한다.

세 번째로 많은 합병증은 신경장애다. 손발의 감각이 마비되거나 통증이나 차가운 감촉을 느끼는 증상이 나타나는데, 악화되면 피부의 세균감염 등으로 손발의 조직이 썩는 괴사가 일어나 절단해야 하는 경우도 있다.

이러한 3대 합병증 외에도 당뇨병은 여러 가지 병을 쉽게 일으킨다. 특히 위험한 것은 생명을 위협하는 뇌경색과 심근경색이다. 뇌나 심장의 혈관이 막혀 일어나는 병이기 때문에 3대 합병증과 마찬가지로 상당히 높은 비율로 발생한다.

또한 당뇨병이 있으면 암에도 쉽게 걸린다. 암세포는 혈당을 많이 사용하기 때문에 혈당치가 높은 사람은 암이 발병할 위험도 높다. 이 외에 알츠하이머병도 당뇨병 환자의 경우 발병률이 높다고 알려져 있다.

　당뇨병은 이처럼 위험한 병을 불러올 수 있는 심각한 병이지만, 안타깝게도 초기에는 특별한 이상이 보이지 않는다. 혈당치가 높다고는 해도 아프지도 가렵지도 않으니 대수롭지 않게 생각하고 방치하다가 어느 순간 무서운 합병증이 발병하는 경우가 너무나 많다.

　합병증을 예방하기 위해서도 초기 단계에서 일찌감치 치료를 시작해 혈당치를 적정한 선에서 유지하는 것이 중요하다.

비만과 당뇨병

 당뇨병과 비만은 깊은 관련이 있다. 단적으로 말해 살이 찌기 시작하면 당뇨병의 위험 신호라고 생각하는 것이 좋다.
 비만이 당뇨병으로 이어지는 것은 인슐린과 관계가 있기 때문이다. 인슐린은 췌장에서 분비되는 물질로, 인간의 몸속에서는 거의 유일하게 혈당치를 낮추는 작용을 하는 호르몬이다. 이러한 인슐린이 제대로 기능을 하지 않으면 혈당치가 떨어지지 않아 당뇨병이 되는 것이다.
 인슐린 분비 방식에는 2종류가 있다. 하루 동안 조금씩 분비되는 기초 분비와 혈당치가 높아졌을 때만 대량으로 나오는 추가 분비다. 인슐린의 기초 분비가 적으면 공복 시 혈당치가 높아지고, 추가 분비가 적으면 식후 혈당치가 높아진다.

또한 인슐린은 혈당치를 낮출 뿐만 아니라 몸에 지방을 축적하는 작용도 한다. 혈액에 포도당이 증가하면 인슐린이 많이 분비되어 포도당을 세포 속으로 집어넣으므로 혈당치가 낮아지는 것이다. 그리고 남는 포도당은 지방으로 변해 내장이나 피부 밑의 지방세포에 축적된다. 즉 인슐린이 분비되면 우리 몸은 살이 찌기 쉬워진다.

인슐린은 혈당치를 낮추는 유일한 호르몬이며 몸에 지방을 축적하는 작용을 한다. 이것이 인슐린의 기본적인 역할인데, 지방이 증가하면 문제가 발생한다. 인슐린이 제 기능을 하지 못하게 되는 것이다. 특히 내장 주변의 지방이 늘어나면 지방조직에서 분비되는 호르몬의 영향으로 인슐린이 원활하게 작용하지 못하게 된다.

비만이란 몸속에 지방이 많다는 말이지만, 날씬한 사람에 비해 인슐린이 제 기능을 하지 못하고 있다는 의미이기도 하다.

이처럼 인슐린이 제대로 작용하지 않는 상태를 인슐린 저항성이라고 한다. 인슐린 저항성이 있는 사람이 혈당치를 낮추려면 날씬한 사람보다 더 많은 인슐린을 분비해야 한다. 제대로 작용하지 않으니 더 많은 양으로 보완하려는 것이다.

이로 인해 악순환이 일어난다. 우리 몸에 지방을 축적시키는 인슐린의 작용이 강해지기 때문이다.

살이 쪄서 인슐린이 제대로 작용하지 않으면 췌장이 인슐린을 대량으로 분비하게 되고 많은 양의 인슐린 때문에 더 쉽게 살이 찐다. 게다가 살이 찌면 인슐린의 작용은 더욱 나빠져 더 많은 양의 인슐린이 필요해진다. 살이 찌기 시작하면 인슐린이 계속해서 늘어나 점점 더 살이 찌게 되는 것이다.

이러한 악순환에 빠지면 췌장은 인슐린을 계속 만들어내면서 무리를 하게 되고, 결국 지치고 약해져 인슐린을 조금밖에 만들지 못하게 된다.

인슐린이 제대로 작용하지 않고 인슐린을 조금밖에 분비하지 못하게 되면 혈당치를 충분히 낮출 수 없게 되어 결국 당뇨병이 되는 것이다.

살이 찐다 → 인슐린이 증가한다 → 더욱 살이 찐다

이것이 계속 반복되면서 췌장이 더 이상 버티지 못하고 당뇨병이 발병한다.

이처럼 비만과 당뇨병은 인슐린의 작용으로 연결되어 있다.

합병증의 위험을 증가시키는 식후 고혈당

당뇨병에서 무서운 것은 합병증의 위험이 증가하는 것이지만, 이보다 먼저 경계해야 할 것은 식후 고혈당이다.

혈당치는 항상 일정한 것이 아니라 우리 몸의 활동에 따라 변한다. 특히 식사 후에는 혈당치가 상승한다. 따라서 당뇨병 치료에서는 식사를 하고 장시간 지났을 때의 공복 시 혈당치와 식사하고 2시간 후의 식후 혈당치를 측정해 당뇨병의 상황을 판단한다.

당뇨병이 있는 사람은 전반적으로 혈당치가 높지만 식후 혈당치는 특히 높다. 이것을 식후 고혈당이라고 한다. 사실 합병증은 식후 혈당치가 높을수록 잘 일어난다. 특히 심근경색이나 뇌경색 등은 식후 고혈당과 깊이 연관되어 있다.

당뇨병에는 여러 가지 유형이 있다. 공복 시 혈당치는 높지만 식

75g OGTT(75g 경구 포도당 부하 검사)의 판정 구분과 판정 기준

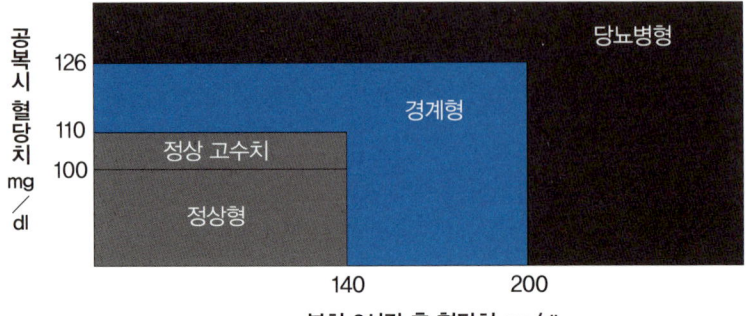

후 혈당치는 그렇게 치솟지 않는 경우도 있고, 반대로 공복 시 혈당치는 그렇게 높지 않지만 식후 혈당치는 아주 높아지는 경우도 있다. 연구 결과를 보면 뒤의 유형이 앞의 유형에 비해 합병증이 쉽게 나타난다.

이러한 경향은 아직 당뇨병이 발병하지 않은 경계형(당뇨병 예비군)에서도 볼 수 있다. 혈당치가 당뇨병 진단 기준보다 높으면 당뇨병, 정상적인 기준보다 낮으면 건강하다고 보며 그 중간단계에 속하는 경우를 경계형이라고 한다(위 그림 참조).

경계형에는 공복 시 혈당치만 조금 높은 사람과 식후 혈당치만 조금 높은 사람이 있는데, 식후 혈당치가 높은 경우는 아직 본격적인 당뇨병은 아니지만 이미 합병증의 위험을 갖고 있다고 본다.

합병증을 피하고 싶다면 식후 혈당치를 높이지 않는 치료가 필요하다. 따라서 현재의 당뇨병 치료에서는 합병증의 위험을 줄이기 위해 식후 고혈당을 피하는 데 중점을 두고 있다.

식사요법이 가장 중요하다

 당뇨병은 비만과 관계가 깊기 때문에 당뇨병을 치료할 때는 반드시 비만을 해소해야 한다. 이미 앞에서 설명했듯이 살이 찌면 인슐린이 제대로 작용하지 않기 때문이다. 당뇨병은 인슐린이 제 기능을 하지 못하는 병이므로, 비만을 해소해 인슐린이 원활하게 작용하도록 하는 것이다.

 살이 찌는 것은 소비하는 에너지보다 섭취하는 에너지가 많기 때문이다. 필요한 양보다 많이 먹거나 매일 소비하는 에너지가 적은 데 원인이 있다.

 현대에 와서 당뇨병이 증가하게 된 주원인은 과식과 운동 부족이다. 먹을 것이 풍부해지고 교통수단의 발달과 노동의 기계화 등으로 몸을 움직일 기회가 예전보다 많이 줄었다. 과거의 생활 스타일과 비교해 운동으로 소비하는 에너지가 줄었음에도 불구하고 섭취하는 에너지는 줄지 않아, 이른바 에너지 과잉 상태가 된 것이다.

식사로 섭취하는 칼로리를 억제하는 식사요법이 효과적인 것은 과식하기 쉬운 식생활을 개선하기 때문이다.

즉 당뇨병의 가장 중요한 원인은 바로 일상생활 속에 있다. 당뇨병이 생활습관병으로 불리는 것은 이 때문이다.

치료를 위해 비만을 해소하려면 생활습관을 바꾸어야 한다. 당뇨병 치료에서는 첫째가 식사, 둘째가 운동이며, 이것으로 안 될 경우 약을 사용한다. 이 중에서도 특히 중요한 것이 식사다.

살이 찌기 쉬운 식습관을 바꾸는 것은 당뇨병 치료에 무엇보다 효과적이다. 그리고 식사치료에서 가장 중요한 것은 오래 지속하는 것이다. 당뇨병 치료식은 일시적으로 끝나는 것이 아니라 평생 계속해야 한다.

착각하지 말아야 할 것은 식습관을 개선해 비만을 해소하고 혈당치가 떨어져도 당뇨병이 나은 것은 아니라는 점이다. 식습관이 원래대로 돌아가면 혈당치도 다시 예전처럼 높아진다. 왜냐하면 당뇨병은 근본적으로 치료하기가 아주 어려운 병이기 때문이다.

당뇨병 치료란 근본적으로 '치료하는 것이 아니라 혈당치를 적정하게 유지하도록 계속 관리하는 것'이다.

현재의 당뇨병 치료에서 혈당 관리의 중요한 지표가 되는 것은 HbA1c(당화혈색소)라는 수치다. 혈당치는 식사하고 경과한 시간이나 활동 상황에 따라 변동하기 때문에 수치가 높아지기도 하고 낮아지

| 당뇨병의 새로운 진단 기준

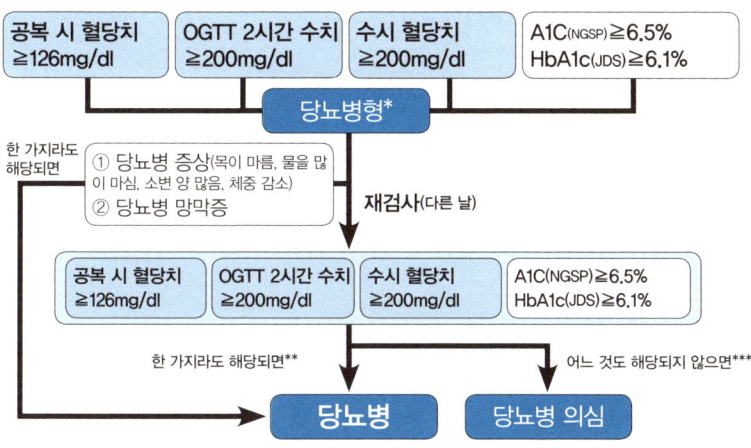

* 같은 날에 혈당치와 A1C의 기준이 충족되면 당뇨병이다.
** 단, 첫 번째 검사와 재검사에서 적어도 어느 한쪽이 반드시 혈당치 기준을 충족해야 한다.
*** 재검사에서 당뇨병으로 진단할 수 없는 경우는 당뇨병 의심으로 이후 계속 지켜본다.

기도 한다. 하지만 HbA1c는 환경 등에 급격히 변화하지 않고 최근의 혈당 상황을 안정적으로 보여준다. 즉 혈당 관리 상황을 파악하는 데 적절한 지표라 할 수 있다(수치와 평가의 기준은 위 그림 참조). 참고로 A1C는 국제 표준 당화혈색소 수치다.

당뇨병 치료에서는 혈당치가 높아지지 않는 식습관을 익혀 평생 동안 이를 계속하는 것이 무엇보다 중요하다. 매일 즐겁게 계속할 수 있는 식사요법이 필요한 것은 바로 이 때문이다.

당질만이
혈당치를 높인다

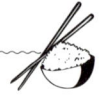

당뇨병 관리에서 가장 중요한 것은 혈당치를 적정하게 유지하는 식습관을 들이는 것이다. 당뇨병에서 가장 무서운 것은 합병증이며 합병증의 위험을 방지하려면 식후 고혈당을 피해야만 한다.

식사 후에 혈당치가 상승하는 것은 당질을 섭취하기 때문이다. 3대 영양소로 불리는 단백질, 지방, 당질 가운데 혈당치를 높이는 것은 당질뿐이다. 단백질이나 지방을 먹어도 식후 혈당치는 상승하지 않는다.

당질을 먹으면 식후 혈당치가 올라가는 이유는 무엇일까?

당질이란 전분이나 설탕 등을 말한다. 이러한 것을 먹으면 우리 몸의 소화기관은 이를 분해해 포도당으로 만든다. 당질은 분해되어 포도당이 되는 것이다. 이 포도당은 흡수되어 혈액 속으로 들어간다.

혈액 속의 포도당은 혈당이므로, 당질을 섭취하면 즉시 혈당이 증가하는 것은 당연한 일이다.

반면에 단백질이나 지방은 소화기관에서 분해되어도 포도당이 되지 않는다. 단, 몸속에서 포도당으로 새로 만들어질 수는 있다. 이 때문에 예전에는 단백질이나 지방도 어느 정도는 식후 혈당치를 높인다고 생각했다.

하지만 최근의 연구에서 단백질이나 지방은 식후 혈당치를 거의 높이지 않는다는 사실이 명확히 밝혀졌다. 즉 당질 섭취량이 적어 포도당이 부족한 경우에는 단백질이나 지방에서 포도당을 합성해 부족한 양을 보충할 수 있지만, 포도당의 필요량이 충족될 만큼 당질을 섭취하면 단백질이나 지방에서 포도당을 합성하는 일은 거의 없다고 본다.

이 때문에 현재의 상식에서는 식후 혈당치를 높이는 것은 당질뿐이라고 본다. 이러한 사실에 근거해 서양에서는 식사요법을 실행할 때 반드시 당질 섭취량에 주의를 기울인다.

당질 제한은
식후 고혈당을 억제한다

당뇨병의 합병증 위험은 식후 고혈당을 피하면 줄일 수 있다. 그리고 혈당은 당질을 섭취할수록 높아지므로, 식후 고혈당을 피하는 데는 당질의 섭취량을 줄이는 것이 가장 합리적이다.

당뇨병 환자가 당질 함량이 높은 식사를 하면 식후 혈당치는 급격히 높아진다. 왜냐하면 당뇨병은 인슐린이 제대로 작용하지 않는 병이기 때문이다.

당질을 많이 섭취하면 혈액 속의 포도당이 증가한다. 이것은 당뇨병이 있든 없든 마찬가지다. 그러나 건강한 사람의 경우 혈액 속의 포도당이 증가하면 즉시 인슐린이 대량으로 추가 분비되어 혈당치를 정상으로 내려주는 데 반해, 당뇨병이 있는 사람은 인슐린이 충분히 추가 분비되지 않거나 대량으로 분비되어도 인슐린 저항성이 커서

제 기능을 하지 못하기 때문에 혈당치가 정상으로 내려오지 못한다.

그런데 식사 때 섭취하는 당질의 양이 적으면 식후에도 혈액 속에 포도당이 그렇게 증가하지 않는다. 혈당치를 낮추는 데 필요한 추가 분비 인슐린도 적은 양으로 충분하다. 이 때문에 인슐린이 충분히 추가 분비되지 않거나 인슐린 저항성이 있는 사람도 식후 혈당치가 큰 폭으로 오르지 않는 것이다.

즉 식사를 해도 포도당이 혈관 내로 그다지 유입되지 않으므로 당뇨병이 있는 사람도 식후 혈당치가 별로 오르지 않는다. 당뇨병의 혈당 관리에 효과적인 것은 당연한 것이다.

또한 당질을 줄이면 체중감량 효과도 기대할 수 있다. 이것은 앞에서도 설명했듯이 인슐린에 이유가 있다. 인슐린은 혈당치가 높아지면 많이 필요하지만, 당질 제한식에서는 혈당치가 별로 오르지 않으므로 인슐린이 많이 필요하지 않다. 인슐린은 비만과 관련이 깊은 호르몬이기도 하므로, 당질 제한식으로 인슐린이 적게 분비되면 살도 잘 찌지 않는다.

칼로리 제한식과는 완전히 다른 이유이기는 하지만, 당질 제한식 역시 당뇨병에 효과가 있는 치료법인 것이다.

당뇨병과 치료식에 대한 정리

당뇨병은 다음과 같이 정리할 수 있다.
- 당뇨병은 혈당치가 높아지는 병이다.
- 인슐린이 제대로 작용하지 않으면 혈당치가 높아진다.
- 살이 찌면 인슐린도 제 기능을 하지 못한다.
- 혈당치가 높아지면 혈관이 상해 합병증이 쉽게 발생한다.

당뇨병의 식사요법은 다음과 같이 정리할 수 있다.
- 칼로리 제한식은 섭취하는 칼로리를 줄여 비만을 개선하고 인슐린의 작용을 원활히 한다.
- 당질 제한식은 식후 혈당치를 높이지 않으므로 인슐린의 필요량이 적고, 혈당치를 낮추면서 비만을 개선하는 효과도 있다.

당뇨병과 2가지 치료식의 특징을 알아보았다. 이를 바탕으로 다음 장에서는 당뇨병 치료식에 대해 자세히 알아보기로 한다.

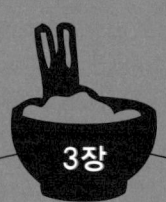

3장

맛있게 배불리 먹고도
약을 끊을 수 있다

칼로리 제한식은
지속하기 어렵다

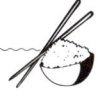

칼로리 제한식은 효과라는 측면에서 보면 좋은 치료식이라고 할 수 있다. 체중 감량 효과뿐만 아니라 혈당치를 낮추는 데도 도움이 된다. 하지만 문제는 오래 지속하기 어렵다는 것이다.

계산하기가 번거롭고 적은 양에 맛까지 포기해야 하는 치료식은 웬만한 의지가 아니고는 계속하기가 힘들다. 나도 시험해봤지만 얼마 못 가 포기하고 말았다(내 의지가 유난히 약하기 때문일 수도 있겠지만). 의사도 지속하기 힘든 것을 무턱대고 환자에게 권하는 것은 말이 안 된다는 생각이 들었다.

당뇨병 치료는 근본적으로 '치료하는 것이 아니라, 혈당치를 적정하게 유지하도록 관리해 합병증이 발병하는 것을 막는 것'이다. 치료의 기본이자 핵심은 식생활로, 당뇨병 환자는 평생 동안 식사요법을 계속해나가야 한다.

그런데 치료식이 힘들고 괴로우면 지속하기가 어렵다. 설령 실행이 가능해도 생활의 질은 떨어지게 된다. 계속하지 못하면 치료는 의미가 없고, 계속해나가더라도 환자가 스트레스를 받으면 환자의 인생에 걸림돌이 되는 것이다. 결국 평생 계속해야 할 치료법으로는 적당하지 않은 치료식인 셈이다.

칼로리 제한식을 부담스럽게 느끼는 환자에게 억지로 강요하는 것은 문제가 될 수 있다. 당뇨병 식사요법은 환자의 생활을 평생에 걸쳐 바꿔나가야 하는 것이므로, 무리해서 바꿔야 하는 식사라면 치료법 자체가 환자에게 맞지 않는다고 생각해야 한다. 환자의 의지 탓으로 돌리는 것은 잘못된 것이다.

칼로리 설정이 너무 낮다

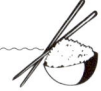

칼로리 제한식이 지속하기 힘든 이유 중 하나는 소식(小食)을 해야 한다는 점이다.

과식으로 살이 쪄서 당뇨병이 된 것이므로 식사량을 줄여야 하는 것은 당연하다. 그러나 현행 칼로리 제한식에서 설정하고 있는 칼로리가 과연 적정하다고 할 수 있을까?

현행 칼로리 제한식에서는 설정 칼로리를 다음과 같은 방식으로 구한다.

신장(m) × 신장(m) × 22 = 표준체중(kg)
표준체중 × 25~30 = 설정 칼로리

신장을 기준으로 표준체중을 산출해 이 값에 25~30을 곱한 것이 설정 칼로리다. 예를 들어 신장이 160cm인 경우 표준체중을 계산하면 약 56kg이 되므로 설정 칼로리는 1,400~1,680kcal다.

그런데 이 설정법이 정말 타당한 것일까?

실은 당뇨병 분야에서 치료식의 칼로리 설정법은 전혀 검증되지 않았다. 나는 오래 전부터 이 점에 의문을 품어 왔다.

일본당뇨병학회가 편집한 식품교환표에는 "당뇨병 환자에게 특별한 식사가 있는 것이 아니라, 균형 잡힌 건강식이 당뇨병식이다."라고 명시되어 있다. 즉 당뇨병을 치료하기 위한 칼로리 제한식은 건강한 사람의 건강 증진, 질병 예방에도 도움이 된다는 말이다.

한편 건강 증진과 질병 예방을 위한 식사법이 기재되어 있는《식사 섭취 기준》에는 보통의 신체활동량을 가진 남성의 경우 적정 칼로리가 2,200~2,700kcal, 여성의 경우는 1,700~2,000kcal로 명시되어 있다.

똑같이 건강한 사람의 건강 증진과 질병 예방을 위한 적정 칼로리인데도 당뇨병학회에서는 1,400~1,680kcal,《식사 섭취 기준》에서는 1,700~2,700kcal로 큰 차이를 보이고 있다.

이러한 차이가 나타나는 것은《식사 섭취 기준》이 표준체중이 아니라 기초대사량을 기준으로 하고 있기 때문이다. 기초대사량이란 운동을 전혀 하지 않은 상태에서 소비하는 에너지량이다. 이 기초대사량에 신체활동의 계수(신체활동량이 보통인 사람은 1.7 또는 1.75, 신체활동량이 낮은 사람은 1.45 또는 1.5)를 곱해 필요한 에너지의 양을 구한다.

이 사실에 의문을 품은 나는 우리 병원에 입원한 당뇨병 환자 60명에 대해 기초대사량을 측정해보았다. 연구에 협조해준 60명은 모두 전형적인 2형 당뇨병이다.

입원환자가 아침에 일어나면 활동을 시작하기 전에 산소와 이산화탄소가 출입한 양을 측정한다. 이것으로 에너지의 연소 비율이 구해지므로 기초대사량을 측정할 수 있다.

기초대사량에 활동계수 1.3을 곱해 그 사람의 하루 필요 에너지량을 산출해냈다(《식사 섭취 기준》에서는 신체활동량이 보통인 사람은 1.7이나 1.75를 곱하도록 되어 있지만, 여기서는 당뇨병으로 입원 중인 사람이므로 신체활동량이 아주 낮다고 가정해보았다).

기초대사량 ×1.3 = 필요 칼로리

이렇게 해서 환자 개개인이 실제로 필요한 에너지의 양을 측정해 칼로리 제한식에서 정해진 칼로리, 즉 표준체중으로 산출한 설정 칼로리와 비교해보았다. 그 결과 신체활동 계수를 1.3으로 낮춰서 계산했는데도 양쪽의 수치는 크게 차이가 났다.

실제 기초대사량을 측정해서 구한 수치(실측치)보다 표준체중을 기준으로 설정한 칼로리(설정치)가 아주 낮았던 것이다. 뿐만 아니라 살이 찐 사람일수록 실측치와 설정치의 차이가 커서, 살이 찌고 키가 큰 사람은 실측치보다 1,000kcal나 낮은 수치가 설정되는 경우도 있었다.

평균적으로는 표준체중에 25를 곱한 경우 설정치가 실측치보다 346kcal나 낮았다. 30을 곱한 경우는 설정치가 실측치보다 55kcal 낮았지만, 살이 찐 사람의 경우는 이보다 더 큰 차이를 보였다.

당뇨병학회는 설정 칼로리가 더 낮게 계산된다는 것을 확인한 후 이 기준이 비만 해소에 도움이 돼서 좋다는 의견을 내놓았다. 그러나 그 차이가 어느 정도인지는 검증하지 않았다. 또한 그 차이가 살이 찐 사람에게는 어느 정도 정신적 부담이 되는지에 대해서도 검증한 적이 없다.

나는 설정 방법의 유효성을 확인하기 위해 실측치와 설정치 사이에 어느 정도의 상관관계가 있는지 통계학적으로 살펴보았다. 만약 상관관계가 있다면, 차이가 나타나더라도 표준체중을 기준으로 설정하는 데 의미가 있다고 할 수 있다.

전문적인 분석 방법은 생략하고 결론만 말하면, 남녀별 분석에서는 상관관계가 있다고 할 수 없었다. 즉 표준체중을 기준으로 칼로리를 설정하는 방법은 필요 칼로리를 구하는 데는 적절하지 않을 수 있다는 말이다.

사실 당뇨병 환자의 필요 칼로리를 표준체중으로 구하는 것은 방법적으로 상당히 특이하다고 할 수 있다. 왜냐하면 적정 칼로리를 산출해낼 때는 통상적으로 기초대사량을 기준으로 계산하기 때문이다. 그런데도 왜 칼로리 제한식에서만 표준체중으로 기준 칼로리를 구하는 것일까?

칼로리를 너무 낮게 설정했기 때문에 실행만 할 수 있다면 체중도 감소하고 혈당치도 떨어지겠지만, 현실적으로는 식사요법을 지속하지 못하는 사람이 많을 수밖에 없다.

너무 낮은 칼로리 설정

이것이 현재의 칼로리 제한식이 지속되기 어려운 큰 이유다.

칼로리 제한식
계속할 수만 있다면 효과가 있는가?

　현재 당뇨병 식사요법에 대해 일본당뇨병학회는 두 가지 기준을 제시하고 있다. 한 가지는 일반 의사를 대상으로 하는 것이고 또 한 가지 기준은 당뇨병 전문의를 대상으로 하는 것이다.

　이 두 가지 기준은 칼로리 제한에 대해서는 거의 같지만 조금 다른 점도 있다. 두 가지 모두 표준체중을 기준으로 환자의 섭취 칼로리를 산출해 3대 영양소의 비율을 정한다. 하지만 영양소의 비율을 보면, 일반 의사를 대상으로 하는 경우는 당질이 55~60%인 데 반해 전문의의 경우는 50~60%로 조금 차이가 난다. 지방의 비율에 대해서도 전문의를 대상으로 하는 기준만 25% 미만으로 한정되어 있다.

　이처럼 두 가지 기준이 다른 것은 칼로리 제한식의 과학적 근거의 수준이 낮기 때문(전문가의 합의 수준)이다.

조금 복잡한 이야기가 되겠지만, 과학적 근거에는 수준의 차이가 있다. 7장에서 자세히 다루겠지만 과학이라고 하면 진실을 추구한다는 이미지가 있어, 과학적 근거가 있다고 할 경우 단 하나의 진실을 증명하고 있다는 의미로 해석되는 경우가 많다. 하지만 현실적으로는 과학적 근거에도 신뢰도가 다르다. 근거가 되는 연구 수준에 차이가 나기 때문이다.

사실 당뇨병학회가 권장하고 있는 칼로리 제한식의 과학적 근거는 어디까지나 전문가의 합의 수준에 불과하다. 즉 과학적 진실을 의미하는 것은 아니라는 말이다.

실제로도 최근 미국심장병학회의 중성지방에 관한 과학적 성명에는 지방을 적당량 섭취하는 것이 지방을 적게 섭취하는 것보다 2형 당뇨병 환자의 지방 관리에 적합하다고 명시되어 있다(Circulation 2011, 123, 2292).

이렇게 보면 당뇨병 치료식에서 표준체중을 기준으로 한 수치까지 칼로리를 낮게 억제하는 것도, 당질을 50~60% 섭취하는 것도, 지방을 25% 미만으로 하는 것도 그것이 절대적으로 필요한 것인가에 대해서는 과학적으로 증명되지 않았다고 할 수 있다.

과학적으로 증명되지 않은 채 전문가의 합의만으로 정해졌으니 기준도 2가지고 내용도 차이가 나는 것이다. 유일한 진실에 근거를 두지 않았기 때문에 기준이 하나로 정해질 수가 없는 것이다.

물론 칼로리 제한식에 과학적 근거가 없다고는 해도 이것이 좋은 식사라는 것을 간접적으로 증명한 예는 있다. 예를 들어 〈사이언스〉

라는 권위 있는 과학 잡지에 히말라야원숭이를 이용한 연구 논문이 발표되었다(Science 2009, 325, 201). 내용을 간단히 소개하면, 보통 식사보다 칼로리를 70% 줄인 원숭이가 30년 후의 사망률이 현저히 낮고 암이나 심장질환, 당뇨병 발병률도 확연히 낮았다고 한다.

즉 칼로리를 제한한 원숭이가 병에 잘 걸리지 않고 장수를 했으므로 칼로리 제한식의 노화 방지 효과가 증명된 것이다.

인간을 대상으로 한 연구는 없지만, 동물의 경우는 원숭이 외에도 칼로리 제한식의 노화 방지 효과를 증명한 수많은 연구결과가 있다.

인간을 대상으로 연구를 하는 것은 인도적으로 어려운 일이므로 이후에도 증명이 힘들겠지만, 인간도 동물이므로 마찬가지 결과가 나타난다고 추측할 수 있을 것이다. 이 때문에 일반적으로 칼로리 제한식은 노화 방지 효과가 있고 건강에도 좋다는 인식이 있다.

칼로리 제한식이 당뇨병 치료식의 유일한 정답이라는 과학적 근거는 없지만, 칼로리 제한식이 건강에 좋은 식사법 가운데 하나이며 당뇨병에도 효과가 있는 치료법이라는 것은 틀림없는 사실이다.

따라서 계속할 수만 있다면 칼로리 제한식은 당뇨병 치료식, 건강 증진, 노화 방지를 위한 치료식으로 효과적이라고 생각한다.

올바른 치료법은
환자에게 배운다

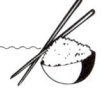

 앞에서도 이야기했듯이 나는 칼로리 제한식을 실천하다가 얼마 못 가 포기한 적이 있다. 내게는 칼로리 제한식을 계속 실행하는 것이 무리였다. 칼로리 제한식을 대신할 수 있는 식사요법을 찾던 중에 문득 머리를 스치고 지나가는 말이 있었다.
 "올바른 치료법은 환자에게 들어라."
 이것은 대선배인 사이타마 사회보험병원의 마루야마 다로 선생이 한 말이다.
 마루야마 선생은 아직 1형 당뇨병에 대한 식사요법이 확립되지 않았을 때 1형 당뇨병 환자에게 확고한 식사 지도를 했던 분이다. 그 식사법은 'carbohydrate counting'(여기서는 당질 관리식으로 번역한다)이라는 방법이다. 당질 섭취량에 맞춰 식사 전의 인슐린 양을 바꾸는 치료법으로, 이 당질 관리식은 나중에 〈BMJ〉라는 잡지에 효과가 보고되어 지금은 1형 당뇨병 환자의 치료식으로 널리 이용되고 있다 (BMJ 2002, 325, 746).

마루야마 선생은 당시에도 늘 이렇게 말했다.

"1형 당뇨병 환자를 잘 지켜본 사람이라면 이런 것쯤은 상식이지. 환자가 그렇게 하면 혈당을 관리하기 쉽다고 말해주니까."

마루야마 선생은 1형 당뇨병을 능숙하게 관리하고 있는 환자에게 이 방법을 들었다고 했다.

당뇨병 관리를 잘하고 있는 환자에게 방법을 배운다는 생각은 중요하다. 자신이 1형 당뇨병이었던 번스타인의 경우도 마찬가지다. 내가 번스타인의 연구에 주목한 것은 마루야마 선생의 '올바른 치료법은 환자에게 듣는다'라는 생각이 있었기 때문이다.

식사요법은 환자가 실행하는 것이다. 환자의 실제 체험에 근거한 치료법은 실질적이고 무리하지 않아도 되는 장점이 있다.

칼로리 제한이 안 되면
당질 제한으로

　칼로리 제한식의 임상적 효과는 경험적으로 알고 있다. 실제로 입원 환자에게 칼로리 제한식을 실행하면, 혈당치는 점점 개선되고 체중도 감소한다. 효과가 있는 것은 틀림없는 사실이다.

　하지만 안타깝게도 칼로리 설정법에 해결해야 할 문제가 있다. 적어도 일본당뇨병학회의 기준은 다른 병이 있거나 건강한 사람의 칼로리 설정법과 비교하면 너무나 특이하고 과학적 근거가 부족하다. 칼로리를 지나치게 제한하기 때문에 환자가 지속적으로 실행하기 힘든 식사요법이 될 수 있다.

　이를 대신하는 식사법으로 생각할 수 있는 것이 당질 제한식이다. 당질 제한식에 대한 임상적인 유효성은 상당 부분 확립되어 있다. 충분히 칼로리 제한식을 대신할 수 있는 식사요법이다.

다만 한 가지 문제는 당질량의 설정법이 과학적이지 않다는 점이다. 어디까지 당질을 줄여야 효과가 있는지 아직 제대로 연구되지 않았기 때문에, 충분히 줄이지 않아 효과가 없거나 지나치게 줄여 환자가 지속하지 못하는 문제가 발생하고 있다.

하지만 번스타인이 정의하는 하루 130g 이하의 당질 제한은 효과가 있다고 밝혀졌다. 따라서 현 시점에서는 그의 정의를 선택하고, 지속하기가 어려울 정도의 과도한 당질 제한은 피하는 것이 좋다고 생각한다.

즉 실제 치료 현장에서는 먼저 칼로리 제한식부터 지도해보고 지속할 수 있는 사람은 그대로 두고, 지속하지 못하는 사람에게는 더 이상 칼로리 제한식을 권하지 말고 가벼운 당질 제한식을 지도하는 것이 좋다고 본다.

칼로리 제한식을 지속하지 못하는 사람에게 또다시 같은 식사법을 지도하면 환자는 거부감이 들고 자신감을 잃는다. 그보다는 이렇게 지도하는 것이 현실적이라고 생각한다.

"그러면 다른 식사법을 시도해봅시다. 배부르게 먹어도 괜찮으니까 당질을 제한해보는 건 어떨까요?"

칼로리 제한식을 지속할 수 없었던 환자에게 같은 식사요법을 다시 권하는 것은 실질적인 치료 효과 측면에서도 비효율적이다.

내가 가벼운 당질 제한식을 환자에게 권하는 것은 효과와 안전성을 확보했고 지속하기도 쉽다는 확신을 얻었기 때문이다.

당질 제한식을 당뇨병 치료식의 선택 영역에 포함시키면, 환자는 당뇨병 치료식에 대해 더욱 유연하게 생각할 수 있다. 그러기 위해서는 먼저 이 치료식이 효과가 있다는 것을 납득시켜야 할 것이다. 다음 장에서는 이에 대해 자세하게 알아보기로 한다.

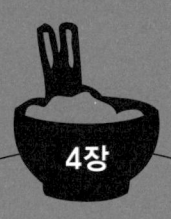

4장

당뇨병, 비만, 대사증후군까지 치료된다

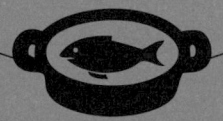

경험이 풍부했던
번스타인의 보고서

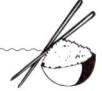

　리처드 번스타인은 당질 제한식의 개척자로 치료 경력이 40년이나 되며, 그의 치료법을 실천하고 있는 환자의 수도 어떤 의사보다 많다. 현재 당질 제한에 의한 당뇨병 치료의 정점에 있는 인물이며, 그의 주장을 뒷받침하는 연구도 계속 이루어지고 있다.

　이러한 이유로 나는 당질 제한식에서 번스타인이 권고하는 '하루 당질량 130g 이내'가 현 시점에서는 가장 신뢰성이 있다고 생각한다.

　번스타인은 2008년에 당질 제한식에 대한 생각을 정리한 공동논문을 〈영양과 대사〉라는 잡지에 실었다. 여기에 당질 제한식의 효과를 소개한 부분이 있는데, 과학적인 근거를 갖고 아주 쉽게 설명하고 있으므로 여기서 다뤄보고자 한다. 당질 제한식이 구체적으로 어떤 효과가 있는지를 이해하는 데 도움이 될 것이다.

당질 제한식의
5가지 이점

번스타인에 의하면 당질 제한식에는 다음과 같은 5가지 이점이 있다고 한다.

1. 당질 제한식은 영양요법의 주목표인 혈당 관리를 개선해 인슐린의 변동을 억제한다

즉, 인슐린을 그다지 사용하지 않고도 혈당치를 바람직한 상태로 관리할 수 있다. 이 말은 당질 제한식이라면 췌장에서 추가 분비되는 인슐린이 소량으로도 충분하다는 의미다.

이 때문에 인슐린 주사를 맞지 않는 경우, 약으로 인슐린을 억지로 분비시켜야 하는 부담이 줄어든다. 또한 1형 당뇨병이나 인슐린 부족 상태가 심각한 2형 당뇨병으로 인슐린 주사를 맞고 있는 경우는 주사량을 줄일 수 있다.

약을 적게 사용해도 된다는 것은 환자에게 큰 이점이다. 무엇보다 경제적인 부담이 줄어든다.

또한 췌장의 피로도 덜 수 있다. 당뇨병 환자들이 많이 사용하고 있는 SU제라는 약제는 췌장에 무리를 줘서 인슐린을 분비시킨다. 이 때문에 장기간 복용하게 되면 췌장이 약해져 인슐린 분비 능력이 점차 떨어질 위험이 있다. 약을 쓰지 않고 혈당을 관리할 수 있다면 이러한 위험을 피할 수 있는 것이다.

게다가 인슐린 주사량을 줄이면 혈당치의 변동 폭이 줄어든다는 장점이 있다. 인슐린 주사량이 많으면 필요 이상으로 혈당치를 낮춰 저혈당이 되기 쉽다. 주사량이 적으면 적을수록 혈당을 과도하게 낮출 일이 없으므로 저혈당은 잘 일어나지 않는다.

이처럼 당질 제한식은 약에 의존하지 않아도 된다는 점에서 아주 효과적이라 할 수 있다.

2. 당질 제한식은 저지방·칼로리 제한식과 비교하면 적어도 같은 정도의 감량 효과가 있다

즉, 감량 효과가 있다는 말이다. 당뇨병은 비만과 관계가 깊으므로 이것은 중요한 이점이다.

번스타인의 이러한 표현 방식은 아주 객관적이고 공평하다고 할 수 있다. 번스타인이 실제 치료에서 경험한 대로 표현한다면, 사실은 '당질 제한식 쪽이 감량 효과가 크다'고 해야 할 것이다.

나를 포함해 실제로 당질 제한식을 치료식으로 지도하고 있는 의사들은 대부분 이렇게 생각하고 있다. 또한 신뢰도가 높은 연구기관을 통해 당질 제한식 쪽이 감량 효과가 높다는 결과가 계속 보고되고 있다.

그러나 지금까지 발표된 연구보고 중에는 양쪽의 감량 효과가 비슷하다는 결과도 많은 것이 사실이다. 이러한 연구논문을 주의 깊게 살펴보면 양쪽의 효과가 비슷한 이유를 짐작할 수 있다. 장기간 동안 연구를 하다 보니 당질 제한식을 하는 대상자 중에 식사요법을 지키지 않는 사람이 늘어난 것이다. 즉, 지시받은 대로 식사요법을 지키지 않는 사람이 늘어난 결과 양쪽의 효과에 차이가 사라진 것이다.

치료법의 효과를 해석할 때는 지시받은 치료법을 지키지 못하는 사람도 포함해 결과를 분석하는 것(intention-to-treat 해석 : 어떤 치료법을 의도했는지로 해석하는 방법)이 실제로 지시받은 치료법을 지킨 사람만의 결과로 분석하는 것(per-protocol 해석 : 실제로 어떤 치료법을 시행했는지로 해석하는 방법)보다 적절하다고 본다.

이 때문에 번스타인은 그런 연구결과도 있다는 사실에 입각해 '적어도 같다'고 표현한 것이다. 나는 이것이 아주 공평하고 신중한 태도라고 생각한다.

3. 탄수화물을 지방으로 치환하는 것은 동맥경화증에 도움이 된다

줄인 당질의 양만큼 지방의 양을 늘린 식사는 몸속의 지방 상황을 좋게 한다는 의미다.

당뇨병이 무서운 것은 합병증 때문인데, 합병증은 혈관의 장애로 인해 일어난다. 혈관은 지방의 상황이 악화되면 더 잘 막히기 때문에 이것을 개선하면 합병증을 예방하는 데 도움이 된다.

당질 제한식에서는 당질을 줄이는 대신 지방을 그 양만큼 더 섭취한다. 이 때문에 콜레스테롤이나 중성지방 등 몸속의 지방 상황이 악화될 것이라고 비판받기도 했다. 그러나 실제로는 오히려 그 반대로, HDL콜레스테롤(좋은 콜레스테롤)이나 중성지방의 상황이 좋아진다고 밝히고 있다.

4. 당질 제한식은 대사증후군의 구성요소를 개선한다

대사증후군의 요소인 고혈압이나 고지혈증(지질이상증), 비만 등이 개선되므로 당질 제한식은 당뇨병뿐만 아니라 대사증후군에도 효과가 있다는 것이다.

내 경험으로도 이러한 효과에 대해서는 거의 동감을 하지만, 개인적으로 혈압의 저하만은 체중 감소에 의한 간접적인 효과로 보고 있다.

5. 당질 제한식의 효과에 감량이 꼭 필요한 것은 아니다

체중이 감소하기 전부터 혈당 관리가 잘 된다는 의미로, 당질 제한식은 효과가 빠르게 나타난다는 말이다.

당질 제한식의 경우 치료를 시작하고 얼마 안 돼 효과가 나타난다. 이론적으로 생각해도 당질 제한식은 섭취 당질량 자체를 줄이는 것이므로, 체중이 감량되지 않아도 식후 혈당 상승은 억제된다고 볼 수 있다.

번스타인이 말하는 당질 제한식의 5가지 이점은 단순히 그의 임상 체험에서 나온 것이 아니라 확실한 과학적 근거가 있는 주장이다. 이번에는 그 근거에 대해 한 가지씩 설명하고자 한다.

이점 1 인슐린을 별로 사용하지 않는다

번스타인이 근거로 제시한 논문이 2005년 미국 내과전문지 〈내과학회보〉에 실렸으므로, 이를 간단히 소개하겠다(Ann Intern Med 2005, 142, 403).

이 연구에서 10명의 당뇨병 환자들은 일주일 동안 평상시와 같은 식사를 하고 그 다음 일주일은 당질 제한식으로 식사를 했다. 하루 동안 20회 이상 혈당치를 측정했는데, 평상시대로 식사를 한 첫 주는 혈당치가 140~180이었으나 당질 제한식으로 바꾸자 70~110으로 떨어졌다.

이 연구에 참가한 당뇨병 환자들은 평상시 식사를 할 때 혈당치가 140~180이므로 비교적 당뇨병 증세가 가벼운 집단인데, 당질 제한식으로 바꾼 순간 혈당치가 정상으로 돌아왔다. 게다가 혈중 인슐린의 양을 살펴보니 당질 제한식을 하는 동안에는 변동 폭이 아주 적었다. 이것은 추가로 분비된 인슐린의 양이 적었음을 의미하므로, 첫 번째 이점인 '인슐린을 별로 사용하지 않는다'는 사실을 입증한다고 할 수 있다.

단, 이 연구에는 약점이 한 가지 있는데, 평상시대로 식사를 하는 동안에는 하루 섭취 칼로리가 3,000kcal이고 당질 제한식 기간에는 2,100kcal인 탓에, 효과의 원인이 당질 제한식에 있는지 칼로리 제한에 있는지 확실히 알 수 없다.

이에 우리는 독자적인 연구로 확인하기로 했다. 다음은 2011년 일본당뇨병학회에 발표한 연구 내용이다.

7시간 이상 식사를 하지 않은 건강한 사람 10명에게 보통의 케이크와 당질을 제한한 케이크를 먹게 하고, 2시간 후 혈당치와 혈중 인슐린의 양을 측정했다.

보통 케이크에는 당질이 20.9g 함유되어 있고 당질을 제한한 케이크는 당알콜을 제외한 당질량이 5g이다. 물론 케이크의 칼로리는 양쪽 모두 같다(여기서 사용된 보통 케이크는 당질 제한 케이크와 칼로리를 같게 하기 위해 크기를 줄였으므로, 시판 중인 보통 케이크보다 칼로리가 낮고 당질도 적게 함유되어 있다).

2시간 동안 혈당치를 5회 측정했는데, 보통 케이크의 경우는 혈당치가 20 오른 반면 당질 제한 케이크는 거의 올라가지 않았다. 한편 인슐린은 보통 케이크의 경우 13 상승했고 당질 제한 케이크는 그 절반인 6에 그쳤다.

확실히 당질을 제한한 케이크가 인슐린을 적게 분비시키고 혈당치 상승도 억제했다. 이것은 건강한 사람의 경우로, 만약 당뇨병이 있는 사람이 보통 케이크를 먹는다면 혈당치는 훨씬 높게 치솟았을 것이다.

우리가 실시한 연구에서도 번스타인이 말한 첫 번째 이점에 과학적 근거가 있다는 것이 밝혀진 셈이다.

이점 2 감량 효과가 있다

번스타인은 〈영양과 대사〉의 리뷰에서 당질 제한식의 감량 효과에 대한 근거로 몇 가지 연구결과를 들고 있지만(Nutr Metab 2008, 5, 9), 나는 2008년 〈뉴잉글랜드 저널 오브 메디슨〉에 발표된 유명한 연구논문을 그 근거로 삼고자 한다(N Engl J Med 2008, 359, 229).

내게 있어 이 논문은 번스타인의 저작만큼이나 중요한 것이다. 내 눈을 당질 제한식으로 돌려준, 평생 기억에 남을 논문이기 때문이다. 개인적인 의견이지만, 당뇨병 치료에 종사하는 의료관계자들이 꼭 읽어봐야 할 논문이라고 생각한다.

이 연구는 매우 과학적이고 신뢰도 높은 무작위 비교시험 방식으로 수행되었다. 연구 내용은 비만·과체중인 사람들을 추첨을 통해 저지방식, 지중해식, 당질 제한식 그룹으로 나누고(이러한 방법을 무작위화라고 한다), 체중 감소 효과를 2년에 걸쳐 조사한 것이다.

저지방식과 지중해식의 경우 남성은 1,800kcal, 여성은 1,500kcal로 칼로리를 제한했다. 표준체중×30으로 계산한 가벼운 칼로리 제한식과 거의 같다고 보면 된다.

지중해식은 올리브유, 견과류, 생선, 과일 위주의 식사로, 파스타나 과일 등의 당질과 생선을 중심으로 한 단백질을 섭취한다. 저지방식과 달리 지방 비율은 전체 에너지의 35%까지 허용되었다.

당질 제한식에서는 칼로리 제한은 하지 않고, 지방을 섭취할 때 트랜스지방산이나 포화지방산 등은 피하기로 했다. 그리고 당질 제한식을 시작하고 6개월 동안은 하루 섭취 당질량을 20g까지 제한하며, 그 후에는 120g까지 늘리기로 했다.

2년 후 결과를 분석해보니 감량 효과가 가장 큰 것은 당질 제한식이었다. 두 번째로 효과가 좋았던 것은 지중해식이었고, 감량 효과가 가장 적은 것은 저지방식이었다. 여기서 포인트는 당질 제한식의 경우 하루 당질 섭취량을 120g까지 늘렸는데도 감량 효과가 가장 잘 유지됐다는 점이다.

저지방식의 경우 칼로리를 칼로리 제한식의 가장 엄격한 수준까지 낮췄다면 좀 더 감량 효과가 있었겠지만, 그만큼 탈락자도 늘어났을 것이다.

이러한 결과를 보면 당질 제한식의 감량 효과는 확실하며, '칼로리 제한식과 적어도 비슷한 감량 효과가 있다'는 번스타인의 표현은 상당히 조심스럽고 겸손했다는 것을 알 수 있다.

감량 효과에 대해서는 이외에도 같은 결과를 나타내는 연구가 몇 가지 더 있는데, 특히 유명한 것은 미국의학잡지 〈JAMA〉에 실린 'A to Z'라는 제목의 연구다(JAMA 2007, 297, 969).

이 연구는 여성들을 식사별로 4그룹으로 나누고 감량 효과를 1년 동안 추적 조사한 것이다. 4종류의 식사는 각각 애트킨스(Atkins), 런(Learn), 오니시(Ornish), 존(Zone)으로, 애트킨스는 엄격한 당질 제한식, 런은 일반적인 칼로리 제한식, 오니시는 마크로비오틱(현미를 주식으로 하고 채소나 해조류, 콩 등을 부식으로 하는 것이 기본)과 비슷한 건강식, 존은 당질이 40%로 당질을 조금 제한하는 칼로리 제한식이라고 생각하면 된다. 조사 결과 감량 효과가 가장 큰 것은 엄격한 당질 제한식인 애트킨스였다.

참고로 성적이 가장 좋았던 것은 엄격한 당질 제한식이었지만 다른 3종류도 감량 효과가 있었다. 특히 이 연구는 칼로리 제한식도 감량 효과가 있음을 보여준다.

이러한 연구를 통해 우리는 당질 제한식의 감량 효과(칼로리 제한식과 최소한 같은 효과)에 충분한 과학적 근거가 있다는 것을 알 수 있다.

이점 3 지방의 상황이 좋아진다

당질 제한식은 동맥경화 등 지방의 상황을 개선하는 데도 도움이 되는데, 이에 대해서도 앞에서 소개한 2008년 〈뉴잉글랜드 저널 오브 메디슨〉의 연구논문을 그 근거로 들고자 한다.

지방식, 지중해식, 당질 제한식 그룹 중에서 HDL 콜레스테롤(좋은 콜레스테롤)이 가장 늘어난 것은 당질 제한식이며 중성지방이 가장 줄어든 것도 당질 제한식이었다.

당질 제한식에서는 LDL 콜레스테롤(나쁜 콜레스테롤)의 경우 반년 후에 상승하지만 2년 후에는 안정을 찾는다. 이것을 보면 당질 제한식은 LDL 콜레스테롤에 대해 걱정하지 않아도 될 것 같기는 하나, 이러한 결과가 나온 것은 이 실험에서 포화지방산이나 트랜스지방산을 삼가도록 했기 때문일 수도 있다.

이후 2011년에 콜레스테롤에 대한 추가분석 결과가 〈미국임상영양학〉이라는 전문지에 실렸는데, 당질 제한식과 저지방식, 지중해식 모두 콜레스테롤 합성이나 콜레스테롤 흡수에 대해 같은 작용을 한다는 사실이 밝혀졌다(Am J Clin Nutr 2011, 94, 1189). 즉 LDL 콜레스테롤이나 총 콜레스테롤에 대해서는 감량하는 것 자체가 중요하지 어떤 방법으로 감량하는지는 그다지 중요하지 않다고 할 수 있다.

지방의 상황을 전체적으로 보면 HDL 콜레스테롤이 늘어나고 중성지방이 줄어들었으므로, 당질 제한식으로 인해 좋은 방향으로 가게 되었다고 생각할 수 있다.

또한 최근의 또 다른 추가분석에서는 당질 제한식이 아디포넥틴이나 고감도 CRP처럼 최신 동맥경화 지표에 대해서도 성적이 가장 좋다는 사실이 확인되었다. 즉 동맥경화 예방에는 당질 제한식이 가장 좋다고 생각할 수 있다(Diabetes Care 2012, 35, 342).

가장 주목할 것은 공복 시 혈당치와 HbA1c(당화혈색소)에 대해서다. 3종류의 식사법 가운데 공복 시 혈당치를 가장 낮추는 식사는 지중해식이며 그다음이 당질 제한식이다. 그런데 HbA1c에서는 반대로 당질 제한식, 지중해식 순서였다.

공복 시 혈당치는 지중해식이 낮은 데 반해 HbA1c는 당질 제한식이 낮다는 것은 당질 제한식 쪽이 식후 혈당치가 낮고 안정적이기 때문이라고 생각할 수 있다. 즉 당질 제한식이 혈당치의 변동이 가장 적다는 말이다. 혈당치의 변동이 적으면 동맥경화의 위험도 그만큼 줄어든다.

이상의 결과를 통해 번스타인의 주장은 증명된 셈이다.

이점 4 대사증후군이 개선된다

대사증후군 개선에 대해서는 당질 제한식과 칼로리 제한식을 3개월, 반년 후, 1년 후에 비교한 데이터가 있다(N Engl J Med 2003, 348, 2082).

대사증후군은 비만, 고인슐린혈증, 고혈압이 다중적으로 일어나는 상태이므로 이러한 요소를 각각 따로 평가하기로 한다.

체중의 경우 당질 제한식과 칼로리 제한식 모두 감량에 성공했지만, 어느 시기를 비교해도 당질 제한식이 칼로리 제한식보다 감량 효과가 더 뛰어났다.

당질 제한식은 칼로리 제한식보다 혈중 인슐린 수치를 더 잘 떨어뜨리고 중성지방까지 낮춘다. 좋은 콜레스테롤의 수치를 높이므로 고지혈증을 개선하는 데 확실히 효과적이다.

혈압의 경우는 당질 제한식과 칼로리 제한식의 효과가 비슷하며, 이에 대해서는 체중 감소의 영향을 받았다고 생각된다.

이처럼 데이터를 분석해보면 대사증후군에 대해서도 번스타인이 주장한 그대로라고 생각할 수 있다.

이점 5 감량 전부터 효과가 나타난다

마지막으로 당질 제한식의 효과가 감량 전부터 나타난다는 사실에 대해 번스타인이 제시한 근거를 살펴보자(Am J Clin Nutr 2006, 83, 1025).

번스타인이 근거로 제시한 연구에서는 처음 3주간은 칼로리를 제한하지 않고 영양 요소의 비율만 바꿔서 비만인 사람의 중성지방 상황을 조사했다. 탄수화물의 비율이 54%, 39%, 26%인 그룹으로 나누고, 26% 그룹은 다시 포화지방산을 줄인 그룹과 그렇지 않은 그룹으로 나누었다. 탄수화물의 비율이 54%인 경우는 칼로리 제한식과 똑같고, 39%는 당질을 조금 삼가는 정도, 26%는 당질 제한식이라고 생각할 수 있다.

조사 결과 당질 제한식 그룹에서는 중성지방이 뚜렷하게 줄어들었다. 이 연구에서는 3주일이 경과한 후 칼로리를 제한하고 있는데, 이로 인해 중성지방 수치는 더 떨어졌다. 당질을 제한한 그룹이 칼로리를 제한하기 이전부터 중성지방이 떨어졌다는 것은 칼로리 제한식보다 당질 제한식이 효과적임을 나타낸다.

처음 3주간은 칼로리를 줄이지 않았으므로 체중의 변화는 아주 적었다고 생각된다. 즉 번스타인이 주장한 그대로인 것이다.

효과를 증명하는
여러 가지 연구 결과

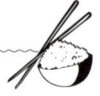

지금까지는 번스타인이 주장하는 5가지 효과의 근거를 그가 소개한 연구를 중심으로 살펴보았는데 이외에도 중요한 연구가 상당히 많다.

우선 인슐린에 의지하지 않고 혈당치 관리를 개선한다는 효과에 관해서는 2004년에 〈당뇨병〉이라는 잡지에 발표된 게논 박사의 연구가 있다(Diabetes 2004, 53, 2375).

단백질, 지방, 당질의 비율이 30 : 50 : 20으로 당질을 제한한 식사를 한 그룹과 15 : 30 : 55로 일반적인 칼로리 제한식을 한 그룹에 대해 5주간에 걸쳐 혈당치, 혈중인슐린, HbA1c(당화혈색소)를 측정했다.

24시간 동안 두 그룹의 혈당치 변화를 살펴보면, 칼로리 제한식 그룹은 거의 떨어지지 않은 반면 당질을 제한한 그룹은 큰 폭으로 감소했다.

인슐린의 경우 칼로리 제한식 그룹은 거의 변화가 없고 당질을 제한한 그룹은 크게 떨어졌다. 당질 제한식을 하면 인슐린을 사용하지 않고 혈당치를 떨어뜨린다는 번스타인의 주장을 확실하게 뒷받침하고 있다.

또한 당질을 제한한 그룹은 HbA1c도 불과 5주 만에 큰 폭으로 떨어졌다. HbA1c이 바뀌는 주기는 2~3달 정도이므로 적어도 8주, 보통은 12주 정도 지나야 당질 제한에 의한 본래 효과를 확인할 수 있지만, 이 연구에서는 5주 만에 감소 효과가 확실히 나타났다.

참고로 이 연구에서는 당질을 제한하는 식사를 '당질 제한식'으로 부르지는 않는다. 이 연구에서 하루 당질량은 142g으로, 번스타인이 당질 제한식으로 정의한 '하루 당질량 130g 이내'와 차이가 나기 때문일 것이다. 논문에서는 번스타인 박사의 정의를 의식한 것인지 일부러 당질 제한식이라는 말은 피하고 있다.

이러한 연구자들의 태도를 보면, 번스타인의 정의는 같은 연구자 사이에서도 존중받고 있음을 짐작할 수 있다.

혈당 관리에 대해서는 2008년에 〈영양과 대사〉에 발표된 연구도 중요하다. 2형 당뇨병 환자 84명을 칼로리 제한식과 당질 제한식 그룹으로 무작위로 나눠서 혈당과 체중의 변화를 조사했다(Nutr Metab 2008, 5, 36).

24주 후의 결과를 보면, 당질 제한식 그룹은 HbA1c가 평균 8.8%에서 7.3%로 1.5% 감소한 반면, 칼로리 제한식 그룹은 평균 8.3%에서 7.8%로 0.5%밖에 떨어지지 않았다.

체중 변화의 경우 당질 제한식 그룹은 BMI(체질량지수)가 평균 37.8에서 33.9로 3.9 떨어지고 칼로리 제한식 그룹은 평균 37.9에서 35.2로 2.7 떨어졌으므로, 감량 효과에서도 당질 제한식의 효과가 크다는 것을 알 수 있다.

이들은 모두 신뢰도가 높은 연구로, 번스타인이 제시한 5가지 이점 가운데 특히 중요한 혈당관리에 대한 주장을 과학적으로 확실히 뒷받침해주고 있다.

밥을 많이 먹는 식습관과
당뇨병에 관한 연구

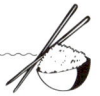

당뇨병 환자를 대상으로 칼로리 제한식과 당질 제한식을 비교한 연구도 있다.

하이모토 하지메 선생의 연구에서는 2형 당뇨병 환자 133명을 칼로리 제한식과 당질 제한식 희망자로 나누고 2년에 걸쳐 혈당 관리 상황을 조사했다.

그 결과 당질 제한식 그룹에서는 처음에 7.4%였던 HbA1c가 1년 후에 6.7%로 떨어져 2년 후까지 거의 변동이 없었다. 칼로리 제한식 그룹에서는 처음에 7.1%였던 것이 2년 후에는 7.5%로 오히려 악화되었다.

이 연구에서 한 가지 안타까운 점은 환자 본인에게 식사요법을 직접 선택하도록 한 것이다. 당질 제한식을 선택한 사람이 건강에 대한 의식이 높았을 것이기 때문이다. 칼로리 제한식을 선택한 사람은 비교적 건강에 대해 관심이 낮은 탓에 식사요법을 철저히 지키지 않아 상태가 악화되었을 가능성이 있다.

그럼에도 이 연구는 건강에 대한 의식이 높은 환자의 경우 당질 제한식이 혈당 관리를 개선하고 그 효과를 유지시켰음을 보여준다.

또 다른 연구를 소개하겠다.

2010년 〈미국임상영양학〉에 보고된 국립암센터의 연구다(Am J Clin Nutr 2010, 92, 1468).

9개 지역에서 6만 명의 데이터를 모아 먹는 밥의 양을 기준으로 네 그룹으로 나눠 당뇨병의 발병률을 조사했다. 그 결과 밥을 많이 먹을수록 당뇨병 발병률이 높다는 사실을 알 수 있었다.

단, 이것은 운동량이 적은 사람들에게서만 나타나는 결과로, 운동을 충분히 하고 있는 사람의 경우 밥의 섭취량과 당뇨병 발병률의 상관관계는 사라진다.

우리는 전통적으로 밥을 먹는 문화가 있어 당질 제한식이 문화적인 측면에서 무리가 있다고 생각하는 사람도 있다. 이러한 의견에는 크게 공감되는 부분이 있다. 따라서 밥을 좋아하는 사람은 그만큼 확실히 운동(+ 칼로리 제한식)을 하고, 운동을 싫어하거나 상황이 안 되는 사람은 당질 제한식(+ 즐겁게 할 수 있는 범위에서 신체 활동을 늘림)을 선택하는 것도 좋은 방법이다.

당질 제한식을 하면 결과적으로 지방의 섭취가 늘고 이 때문에 당뇨병이나 비만이 발생한다고 주장하는 사람이 있다.

일본에서는 1970년대부터 80년대에 걸쳐 지방 섭취량이 증가하고 당뇨병 환자의 수도 늘어났다. 그러나 최근 10년을 살펴보면 지방 섭취량은 줄어들고 있는데도 당뇨병과 예비군은 급격히 늘고 있다. 이는 지방 섭취량을 줄이면 당뇨병을 줄일 수 있다는 생각이 완전히 잘못되었음을 시사하고 있다.

미국에서도 같은 연구가 있었다. 1972년부터 1994년까지 미국인의 지방 섭취량은 감소하고 있는데 비만 비율은 급증하고 있다는 연구결과가 2004년 〈미국임상영양학〉에 발표되었다(Am J Clin Nutr 2004, 79, 6).

또한 최근 미국심장병학회의 중성지방에 관한 과학적 성명에는 '지방의 섭취량을 지나치게 제한하지 않는 편이 오히려 혈중 중성지방을 개선한다'는 내용이 기재되어 있다(Circulation 2011, 123, 2292).

이제 우리도 당질 제한식을 제대로 평가하고 공식적인 도입을 진지하게 고려해야 할 시기라고 생각한다.

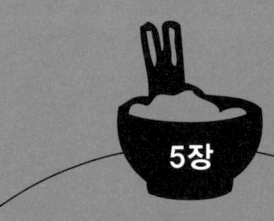

5장

밥상을 차리기 전에
반드시
알아야 할 것들

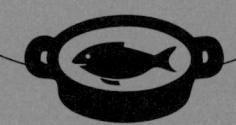

한 끼 당질량을 20~40g 범위로

 이번 장에서는 가벼운 당질 제한식의 실천법에 대해 설명한다. 식사법의 구체적 내용, 실행할 때의 주의점과 식품을 섭취할 때의 기준 등 가벼운 당질 제한식을 실행하는 데 있어서 알아두면 도움이 되는 것들을 소개할 것이다.

 우선 가벼운 당질 제한식의 구체적인 방법에 대해 알아보자. 방법이라고는 해도 전혀 어려울 것이 없다.

 <u>한 끼 당질량을 20~40g 범위로 한다.</u>

 단지 이것 한 가지뿐이다.

 숫자가 있으니 복잡한 계산을 해야 되나 싶겠지만 실제로는 일일이 계산하지도 않아도 된다. 무조건 이 기준을 지켜야 한다고 강박적으로 생각할 필요도 없다. 대략적으로 이 정도 선에서 실행하면 된다고 생각하자. 앞에서도 이야기했듯이, 2004년 〈당뇨병〉 잡지에 발표된 연구 데이터에서는 당질 제한식의 정의를 초과한 당질량으로도 효과가 충분했다(Diabetes 2004, 53, 2375).

당질이 많이 들어 있는 식품을 알아두고 이것을 삼가기만 해도 대체로 기준을 만족할 수 있다(109쪽 '당질이 적은 식품과 많은 식품 분류표' 참조). 지금까지 당뇨병을 치료해온 사람은 식품교환표도 능숙하게 사용할 수 있을 것이다.

식품교환표는 식품을 영양소가 비슷한 것끼리 크게 6가지로 나누어 분류한 표인데, 식품군 분류 방식과 단위 등은 발행기관에 따라 차이가 날 수 있다. 보통은 곡류군, 어육류군, 채소군, 과일군, 우유군, 지방군으로 분류한다.

식품교환표를 사용하는 경우 곡류군(주식, 전분류)과 과일군이 당질이 된다. 곡류군과 과일군에서는 1단위(80kcal)가 대략 당질 20g이다. 어육류군(육류, 생선, 콩제품)에서 지방군까지의 식품을 적당하게 섭취하면 당질량이 자연히 20g 정도 될 것이므로, 곡류군과 과일군에서 섭취하는 에너지는 합쳐서 1단위 이내로 한다고 생각하면 될 것이다.

이런 식으로 얼마 동안 계속해보면 40g 이하라는 것이 어느 정도인지 감이 잡힌다. 밥을 어느 정도 먹어야 40g을 초과하지 않는지, 빵이라면 어떻게 되는지, 면류나 감자류는 또 어떤지 감각적으로 알게 될 것이다. 그렇게 되면 그다음은 특별히 의식하지 않고 보통 식사처럼 식생활을 즐길 수 있다.

20g 이상이라는 기준은 현실적으로 말해 거의 의식할 필요가 없다. 실제 식생활에서 한 끼의 당질량이 20g 이하가 되는 경우는 거의 없기 때문이다. 부식을 적당하게 먹는 수준이라면 그것만으로도 당질량이 20g 정도가 된다.

3대 영양소의 비율은 신경 쓰지 않는다. 중요한 것은 어디까지나 당질량으로, 지방이나 단백질의 양은 계산할 필요가 없다. 칼로리의 총량에 대해서도 신경 쓰지 않는다. 실제 당질 제한식에서는 웬만한 대식가가 아닌 한 과식을 하게 되는 경우가 드물고, 무엇보다 배불리 먹어도 칼로리 과다가 될 일이 없다.

그러면 당질 제한식을 쉽게 실행할 수 있도록 기본적인 사항에 대해 알아보기로 하자.

당질이란

당질 제한식을 실행할 때 중요한 것은 물론 당질을 삼가는 것이다. 그렇다면 우선 당질은 무엇인지에 대해 알아보기로 하자.

당질이란 대략적으로 말해 전분과 단것이라고 생각하면 큰 무리가 없을 것이다.

즉 가벼운 당질 제한식은 전분과 단것을 포함한 식품을 삼가는 것이라고 생각하면 된다. 특히 주의할 것이 전분이다.

전분은 달지 않은 당질이다. 이것이 무엇보다 중요하며 착각하기 쉬운 부분이다. 당질이라는 말에는 '당(糖)'이라는 한자가 쓰이기 때문에 아무래도 달다는 인상을 지울 수 없다. 그러나 전분도 당질이라는 사실을 꼭 기억해두어야 한다.

전분은 매우 많은 식품에 들어 있다. 쌀이나 보리 등 주식이 되는 식품에는 대량의 전분이 함유되어 있으며, 감자나 호박 등에도 전분이 아주 많이 들어 있다. 만약 전분이 당질이라는 사실을 모르고 당질이란 그저 단것이라고만 생각하면 당질 제한식이 되지 않는다.

최근 들어 당질이라는 말이 자주 언급되고 있으므로, 이번 기회에 당질과 연관된 말을 정리해 보기로 한다.

우선 탄수화물은 당질과 식이섬유를 포함해서 부르는 말이다.

식이섬유는 먹어도 영양분으로 흡수되지 않으므로 혈당치를 높이지 않는다. 대개의 경우 탄수화물 속 식이섬유의 비율이 낮기 때문에, 탄수화물이라는 말은 거의 당질이라는 말과 같다고 생각해도 문제없다.

다음으로 당질은 다당류와 이당류, 단당류로 분류된다.

다당류 : 전분, 올리고당 등

이당류 : 설탕, 엿당, 젖당 등

단당류 : 포도당, 과당, 갈락토오스 등

이 중에서 전분 이외의 물질은 단맛이 나므로 기억할 것도 없이 먹으면 알 수 있다. 당질 제한식에서 삼가야 하는 당질이란 위에 적힌 당질이라고 생각해둔다.

이외에 당알코올과 인공감미료도 구조상으로는 당질로 분류되지만, 이들은 혈당치를 거의 높이지 않으므로 신경 쓰지 않아도 된다. 인공감미료는 혈당치를 높이지는 않으나 대량으로 섭취하면 당뇨병과는 별개로 설사 같은 복부증상이 일어날 가능성이 있다. 하지만 막대한 양을 섭취하지 않는 이상, 즉 보통의 양이라면 전혀 문제없다.

당알코올은 천연소재가 원료로, 특히 에리스리톨은 흡수되면 그대로 소변으로 배출되기 때문에 변을 무르게 하지도 않고 혈당치도 높이지 않으므로 이용하기 좋은 감미료라 할 수 있다.

이처럼 당질과 관련된 용어는 여러 가지가 있지만, 실제 식사에서는 앞에서 설명했듯이 전분과 단것을 삼가는 것만으로 충분하다.

당질이 많은 식품

이번에는 당질이 많은 식품에 대해 살펴보기로 하자.

우선 전분이 많은 식품이다.

전분이 많은 식품 중에서도 으뜸은 주식이 되는 것들이다. 쌀, 보리, 메밀 등 곡류를 사용한 식품으로, 밥, 빵, 면 등이 있다. 떡이나 스낵 과자 등도 곡류를 사용하며, 양념이나 조미료도 밀가루 등을 사용해 걸쭉하게 만든다.

그다음은 감자류로 감자, 고구마, 토란, 참마 등이 있다.

채소 중에도 전분 함유량이 아주 높은 식품이 있으므로 주의가 필요하다. 호박, 연근, 백합뿌리 등에는 상당히 많은 전분이 함유되어 있다. 옥수수, 갈분(칡뿌리에서 채취한 녹말), 얼레짓가루(얼레지의 땅속줄기로 만든 녹말) 같은 식품도 전분이 많다.

전분에 대해서는 이러한 식품에 많다는 것을 기억해둔다.

단맛이 나는 식품도 당질이 많이 들어 있다. 이러한 식품은 대부분 맛으로 판단할 수 있지만, 우리가 의식하지 못하고 있는 것들도 있다.

채소 중에서 당근, 양파, 우엉 등은 비교적 당질이 많이 함유되어 있다. 크게 신경 쓰지 않아도 되지만, 대량으로 먹는 것은 삼가는 편이 좋다.

소스, 케첩, 맛술 등의 조미료는 단맛이 나기도 하고 실제로 당질도 어느 정도 함유되어 있지만, 이에 대해 의식하지 못하고 있는 경우가 많다. 단맛이 나는 것은 무조건 당질이라고 생각해두자.

단, 당알코올이나 인공감미료는 예외다. 이들은 단맛은 나지만 혈당치를 높이는 효과가 적거나 거의 없다.

당질이 많은 식품은 대체적으로 이상과 같다.

가벼운 당질 제한식을 시작하고자 한다면, 이러한 식품이 어느 정도의 당질을 함유하고 있는지 식품영양표 등에서 대략적으로 파악하도록 하자(120쪽 '식품 100g당 당질량(g)' 참조). 그리고 '당질 40g 이내'라는 기준을 만족하려면 어느 정도 먹어야 좋은지 자신의 입맛에 맞춰 조합을 해보자.

당질이 적은 식품과 많은 식품 분류표

	당질이 적은 식품	당질이 많아 주의가 필요한 식품
1 곡류		쌀(밥, 죽, 떡), 밀(빵류, 면류, 밀가루, 만두피, 피자 도우), 메밀, 우동
2 감자류	곤약	고구마, 감자, 토란, 칡, 당면
3 감미료	에리스리톨 등의 인공감미료	설탕, 흑설탕, 그래뉼러당, 벌꿀, 메이플시럽
4 콩류	콩, 콩제품(두부, 유부 등), 풋콩	팥, 강낭콩, 완두콩, 누에콩, 이집트콩, 렌즈콩
5 견과류	아몬드, 살구씨, 캐슈너트, 호두, 깨, 피스타치오, 땅콩, 마카다미아	은행, 밤
6 채소류 (△가 표시된 채소는 많은 양을 사용할 때는 당질 계산이 필요하지만, 100g 이하일 때는 계산이 필요 없다)	아티초크, 산파, 오크라, 순무, 콜리플라워, 양배추(△), 오이, 소송채, 우엉(△), 차조기, 토란줄기, 고비, 무, 죽순, 양파(△), 치커리, 청경채, 뱀밥, 고추, 토마토(△), 가지, 여주, 부추, 당근(△), 마늘, 파, 배추(△), 파프리카(△), 바질, 비트(△), 피망, 머위, 브로콜리, 시금치, 콩나물, 양상치, 쪽파	쇠귀나물, 호박, 옥수수, 연근, 백합뿌리
7 과실류	아보카도, 올리브, 코코넛	왼쪽의 과실 이외(딸기, 귤, 사과 등), 말린 과일
8 버섯류	전부 OK	
9 해조류	전부 OK	

	당질이 적은 식품	당질이 많아 주의가 필요한 식품
10 어패류	전부 OK	
11 육류	전부 OK	
12 알류	전부 OK	
13 우유 종류	오른쪽 이외는 OK	가당연유
14 기름류	전부 OK	
15 주류 (△ 단맛이 강한 와인은 요주의)	위스키, 워커, 소주, 진, 럼주, 와인(△)	사오싱주, 일본주, 맥주, 로제와인, 샴페인(단맛이 안 나는 것은 괜찮다)
16 기호음료	커피, 홍차, 우롱차, 녹차, 당질이 전혀 들어가지 않은 음료	설탕이 들어간 커피나 홍차, 시럽이 들어간 아이스커피, 과즙 주스, 청량음료
17 조미료·향신료	후추, 소금, 간장, 식초, 백된장 이외의 된장	케첩, 설탕, 시판되는 소스, 백된장, 맛술

밥 반 공기,
토스트 반쪽

이번에는 실제 식생활에 맞는 구체적인 몇 가지 식사 유형을 소개하겠다.

① 주식을 조금 먹는다

40g의 당질 중에서 절반 정도를 주식으로 섭취하고 나머지는 반찬으로 보충하면 자연스러운 식사가 될 것이다.

주식은 당질량이 많으므로, 이렇게 먹을 경우에는 감자류나 호박처럼 당질이 많은 반찬은 피한다. 가족 전체가 같이 먹는다면 환자 몫의 반찬에서 감자나 호박 같은 것을 빼주면 된다. 또한 칼로리는 제한하지 않으므로 주식을 가볍게 먹는 대신 반찬은 충분히 먹도록 한다.

주식의 분량은 밥을 먹는 경우 반 공기에 살짝 못 미치도록 담는다. 이것이 당질량 20g 정도다.

빵의 경우 식빵은 반쪽, 롤빵이나 크로와상은 1개, 바게트는 보통 두께로 한 조각이 기준이다. 이 양이면 대략 당질량이 20g 이하가 된다.

한 끼 40g 이내가 기준이므로 아직 20g 여유가 있는데, 감자 등 당질량이 특히 많은 식품을 제외하고 잎채소나 조미료, 소스 등에 사용되는 밀가루나 튀김옷 등에 함유된 당질로도 20g 정도가 된다. 반대로 말하면 주식을 가볍게 먹고 감자류 등을 피하면 보통 식사를 할 수 있는 셈이다.

밥이라면 반 공기, 식빵이라면 반쪽을 주식으로 해서 감자류를 제외한 반찬을 좀 넉넉하게 먹는다.

이 정도로 생각하면 대략 가늠이 될 것이다.

주식을 가볍게나마 먹는 경우 조미료에 조금 신경을 써야 할 점이 있다. 단맛이 나는 조미료는 되도록 삼가는 것이다. 소스나 케첩은 피하고 백된장도 먹지 않는 것이 좋다. 맛을 낼 때 사용하는 설탕이나 맛술도 되도록 피하도록 한다.

또한 카레나 스튜, 중화요리 등은 걸쭉하도록 밀가루 등을 많이 사용하는데 이 역시 삼가는 것이 좋다. 단맛은 나지 않지만 전분 때문에 당질을 대량으로 섭취하게 된다.

하지만 이런 주의사항이 번거롭게 느껴진다면 크게 신경 쓰지 않아도 된다. 무엇보다 당질을 삼가는 식사를 계속하는 것이 중요하므로, 할 수 있는 범위에서 실행하도록 하자.

식품교환표를 사용할 경우 곡류군과 과일군의 식품을 1단위(80kcal) 분량 먹으면 당질량이 20g이 된다. 즉 주식이 되는 식품을 1단위 분량 먹고, 곡류군과 과일군에 포함된 다른 식품은 되도록 피해서 먹으면 된다.

② 주식은 먹지 않고 반찬을 보통 식사처럼 먹는다

주식을 먹지 않는 경우 반찬은 보통 식사처럼 먹어도 된다. 반찬만 먹는 것이므로 충분히 먹도록 한다.

단, 감자류나 호박 등은 조금 곁들이는 정도라면 괜찮지만, 이런 식품 위주로 먹는 것은 삼간다. 감자샐러드나 크로켓처럼 당질량이 특별히 많은 메뉴가 아닌 한, 반찬은 보통 식사처럼 먹어도 괜찮다.

조미료도 주식을 먹지 않는다면 걱정할 필요가 없다. 한 끼 당질량이 40g일 경우 상당히 여유가 있으므로 자유롭게 먹을 수 있다.

이상 2가지가 전형적인 유형이지만, 이것을 참고해서 자신의 기호에 맞는 '한 끼 당질량 40g 이내'의 식사 스타일을 만들어보자.

이런 술이라면 OK

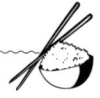

기본적으로 술은 혈당치를 높이지 않으며 인슐린의 추가 분비나 비만으로 이어지는 것도 아니기 때문에 간이나 요산치에 영향을 미치지 않는 정도라면(적정량이라 할 수 있다) 마셔도 괜찮다. 단, 어떤 술이든 상관없는 것은 아니다. 종류를 선택해야 한다.

마시지 않는 편이 좋은 것은 양조주와 칵테일이다. 양조주라는 것은 청주나 맥주, 사오싱주(찹쌀을 발효시켜 만든 중국 사오싱 지방의 발효주) 등이다. 칵테일은 증류주에 주스 등을 섞어 만든 술이다. 이러한 술은 알코올 외에 상당한 양의 당질이 들어 있기 때문에 당질 제한식에서는 피해야 한다. 가벼운 당질 제한식이라고는 해도 음료에 함유된 당질은 혈당치를 급격히 높이므로 마시지 않는 편이 좋다.

하지만 와인은 양조주이기는 하나 당질의 양이 적기 때문에 2~3

잔 정도는 괜찮다. 물론 와인을 섞은 칵테일이나 로제와인, 샴페인은 당질 함량이 높기 때문에 삼간다.

마셔도 괜찮은 술은 증류주다. 위스키, 브랜디, 버번, 소주 등이 여기에 속한다. 증류주에는 당질이 들어 있지 않기 때문에 이러한 술을 물만 섞어서 마시는 경우는 혈당치가 높아지지 않는다.

단, 과음은 간 기능에 영향을 미치므로 금물이다. 간 기능에 문제가 생기면 당뇨병과 별개로 몸에 좋지 않으므로 적당히 즐기는 선에서 그치도록 하자.

과일에 대한 오해

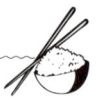

현대의 식습관을 생각해볼 때 단것을 먹지 못한다는 것이 고통으로 느껴지는 사람도 많을 것이다.

당질이 많이 함유된 과자를 간식으로 먹는 것은 좋지 않지만, 혈당치를 높이지 않도록 당질 함량을 낮춘 것이라면 디저트로 먹는 정도는 괜찮다. 예를 들어 밀가루 대신 날콩가루(흔히 말하는 콩가루와는 달리, 껍질을 벗긴 콩을 볶지 않고 그대로 가루로 빻은 것)를 쓰거나 설탕 대신 당알코올이나 인공감미료를 사용하면 혈당치를 신경 쓰지 않고 먹을 수 있다. 최근에는 당질이 전혀 들어 있지 않은 과자류도 판매되고 있으므로 이를 이용하는 것도 좋다.

당질을 삼가는 식습관이 조금씩 보편화된 덕분인지 당질이 전혀 들어 있지 않은 과자류도 늘고 있어 당질 제한식을 하면서 간식도 즐길 수 있게 되었다.

디저트 중에서 신경을 써야 할 것은 과일이다. 과일의 단맛은 주로 과당으로, 과당은 직접적으로는 혈당치를 그리 높이지 않는다. 이 때문에 과일은 당뇨병에 괜찮다고 생각하는 사람이 꽤 많은데, 과당은 혈당치를 높이지 않는 대신 내장지방으로 바뀌기 쉽다. 내장지방이 늘어나면 인슐린 저항성이 높아지기 때문에 과일은 삼가는 편이 좋다.

단, 과일을 좋아하는 사람은 주식을 먹지 말고 그 분량만큼 과일을 먹는 방법도 있다. 식품교환표로 말하면 곡류군의 주식 부분을 1단위 없애고 과일군을 1단위 분량 먹는 것이다.

자신의 입맛에 맞게
먹을 수 있다

 가벼운 당질 제한식의 '한 끼 당질량 20~40g'이라는 기준은 식생활에 상당한 자유를 가져다준다.

 앞에서도 설명했듯이 주식을 꼭 먹어야겠다는 사람은 밥이나 빵의 양을 상당량 줄이는 것만으로 보통 식사를 할 수 있으며, 주식을 굳이 먹을 필요가 없는 사람은 반찬을 충분히 먹을 수 있다. 또한 과일을 좋아하는 사람은 주식을 먹지 않고 그 양만큼 과일을 먹어도 된다.

 식습관은 개인의 기호에 따라 천차만별이다. 자신이 좋아하는 것을 참아야 하는 식사는 어차피 오래 지속할 수 없다. 하지만 기준이 엄격하지 않은 가벼운 당질 제한식이라면 식생활이 상당히 자유로워지므로, 평생 계속할 수 있는 자신만의 식사 양식을 찾을 수 있다.

또한 당질만 제한하면 되기 때문에 기존의 칼로리 제한식처럼 모든 식품에 대해 일일이 계산하는 수고를 하지 않아도 된다. 당질량이 많은 일부 식품만 주의하면 사실상 계산은 필요 없다.

게다가 주식을 어느 정도 먹는 당질 제한식은 당뇨병 환자와 가족의 식단이 크게 다르지 않으므로 가족이 다 같이 식사를 즐길 수 있다.

이처럼 좋아하는 음식을 참을 필요도 없고, 번거로운 계산을 할 필요도 없는 식사요법이 바로 가벼운 당질 제한식이다. 부디 이 식사요법으로 즐겁고 풍요로운 식생활을 즐기면서 여유로운 마음으로 당뇨병을 관리해나가기 바란다.

식품 100g당 당질량(g)

이 표는 '5정 증보 일본식품 표준성분표'를 바탕으로 작성한 것이다. 먹어도 되는 식품의 표준적인 성분치를 나타낸 것으로 실제로는 변동 폭이 있다. 절대적인 것은 아니므로, 그 점을 고려해서 참고하기 바란다.

특히 가공식품에 대해서는 특정 상품에 표시되어 있는 수치를 나타낸 것도 있다. 회사에 따라 당질량이 크게 다른 경우가 있으므로, 실제로 사용하는 상품의 영양성분 표시를 확인하기 바란다.

곡류	
조	69.7
생우동	55.6
생우동(삶은 것)	20.8
건우동	69.5
건우동(삶은 것)	25.1
귀리(오트밀)	59.7
납작보리(압맥)	68.2
할맥	67.5
수수	71.4
밀	61.4
밀가루(박력분)	73.4
밀가루(중력분)	72.0
밀가루(강력분)	68.9
밀배아	34.0
밀단백(가루)	8.2
밀단백(알갱이)	1.4
밀단백(페이스트)	3.4
현미	70.8
(현미밥)	34.2
도정한 흰쌀	76.6
(흰쌀밥)	36.8
배아미	74.0
(배아미밥)	35.6
빵류(식빵)	44.4
빵류(바게트)	54.8
빵류(호밀빵)	47.1
소면	70.2
소면 삶은 것	24.9
중화면	53.6
중화면 삶은 것	27.9
스파게티면	69.5
스파게티면 삶은 것	26.9
생밀기울	25.7
구운 밀기울	51.6
멥쌀가루	77.9
쌀국수	79.0
쌀누룩	57.8
떡	49.5
찹쌀가루	79.5
찐찹쌀가루	79.7
메밀가루	65.3

율무	71.6
피	68.1
호밀(전립분)	57.4
호밀가루	62.9

감자·전분류	
묵곤약	0.3
실곤약	0.1
고구마	29.2
토란	10.8
감자	16.3
참마	12.9
얼레짓가루	81.6
당면(건조상태)	83.1

콩·콩제품류	
팥(건조상태)	40.9
팥소	48.3
까치콩(건조상태)	38.5
완두(건조상태)	43.0
누에콩(건조상태)	46.6
콩(건조상태)	11.1
콩가루	14.1
모두부(일반두부)	1.2
연두부	1.7
유부	1.4
언두부	3.9
낫토	5.4
비지	2.3

두유(조제두유)	4.5
유바	3.3
일본된장	46.8
이집트콩(건조상태)	45.2
녹두(건조상태)	44.5
렌틸콩(건조상태)	44.2

채소류	
아티초크	2.6
아티초크 삶은 것	2.2
산파	2.3
산파 삶은 것	3.9
신선초	1.1
신선초 삶은 것	1.3
아스파라거스	2.1
아스파라거스 삶은 것	2.5
땅두릅나물	2.9
풋콩	3.8
풋콩 삶은 것	4.3
엔다이브	0.7
톳	0.9
톳 삶은 것	1.1
오크라	1.6
오크라 삶은 것	2.4
순무뿌리(껍질째)	3.1
순무뿌리(껍질째) 삶은 것	2.9
순무잎	1.0
순무잎 데친 것	0.7
겨자	1.0

식품	값
콜리플라워	2.3
콜리플라워 데친 것	1.9
박고지	37.8
박고지 삶은 것	1.9
양배추	3.4
양배추 데친 것	2.6
그린볼	2.7
적양배추	3.9
오이	1.9
중국셀러리	1.0
중국셀러리 데친 것	0.6
그린피스	7.6
그린피스 삶은 것	9.9
크레송(물냉이)	0
쇠귀나물	24.2
쇠귀나물 데친 것	24.4
케일	1.9
콜라비	3.2
콜라비 데친 것	2.9
우엉	9.7
우엉 삶은 것	7.6
소송채	0.5
소송채 데친 것	0.6
자차이(중국김치)	0
꼬투리 강낭콩	2.7
꼬투리 강낭콩 삶은 것	2.9
꼬투리 완두	4.5
꼬투리 완두 삶은 것	3.9
산동배추	0.5
산동배추 데친 것	0.4
차조기 잎	0.2
차조기 열매	0
쑥갓	0.7
쑥갓 데친 것	0.8
생강	4.5
월과	2.1
스냅완두	7.4
단호박	17.1
단호박 삶은 것	17.2
생토란줄기	2.5
생토란줄기 데친 것	1.0
애호박	8.1
애호박 삶은 것	9.7
잎생강	0.5
말린토란줄기	37.7
말린토란줄기 삶은 것	0.3
주키니호박	1.5
미나리	0.8
미나리 데친 것	0.6
셀러리	1.7
생고비나물	2.8
생고비나물 데친 것	0.6
말린 고비나물	36.0
말린 고비나물 데친 것	1.6
누에콩	12.9
누에콩 삶은 것	12.9
무순	1.4
무청	1.3

무청 삶은 것	1.8		방울토마토	5.8
무(뿌리부분 껍질째)	2.7		홀토마토통조림	3.1
무(뿌리부분 껍질째) 삶은 것	2.9		트레비소	1.9
무말랭이	46.8		가지	2.9
죽순	1.5		가지 데친 것	2.4
죽순 삶은 것	2.2		냉이	1.6
양파	7.2		여주	1.3
양파 삶은 것	5.6		부추	1.3
적양파	7.3		부추 데친 것	1.4
두릅나무순	0.1		당근	6.4
두릅나무순 데친 것	0.5		당근 삶은 것	5.8
치커리	2.8		미니당근	4.8
청경채	0.8		마늘	20.6
청경채 데친 것	0.9		마늘종	6.8
뱀밥	0		마늘종 데친 것	6.9
뱀밥 데친 것	0		대파	4.1
번행초	0.5		실파	2.9
인디언시금치	0.4		산달래	8.6
인디언시금치 데친 것	0.1		배추	1.9
털머위	3.1		배추 데친 것	1.5
털머위 데친 것	2.1		바질	0
고추	6.0		파슬리	1.4
고추 말린 것	12.0		래디쉬	1.9
동아	2.5		차요테호박	3.7
동아 삶은 것	2.2		비트	6.6
단옥수수(스위트콘)	13.8		비트 데친 것	7.3
단옥수수(스위트콘) 삶은 것	15.5		청피망	2.8
영콘(베이비콘)	3.3		홍피망	5.6
토마토	3.7		황피망	5.3

식품	값
토마피	5.9
머위	1.7
머위 삶은 것	1.8
머윗대	3.6
머윗대 삶은 것	2.8
근대	0.4
근대 데친 것	1.6
브로콜리	0.8
브로콜리 데친 것	0.6
수세미외	2.8
수세미외 삶은 것	2.2
시금치	0.3
시금치 데친 것	0.4
서양고추냉이	9.5
줄	2.1
양하	0.5
방울양배추	4.4
방울양배추 데친 것	4.6
콩나물	0
콩나물 삶은 것	0
숙주나물	1.3
숙주나물 삶은 것	0.8
모로헤이야	0.4
모로헤이야 데친 것	0.5
백합뿌리	22.9
백합뿌리 삶은 것	22.7
쑥부쟁이	2.2
쑥	0.9
쑥 데친 것	0.4
땅콩	8.4
땅콩 삶은 것	8.1
염교	8.3
리크	4.4
리크 데친 것	4.2
루바브	3.5
루바브 데친 것	1.7
양상추	1.7
잎상추	1.4
치마상추	1.2
로메인상추	1.5
연근	13.5
연근 삶은 것	13.8
로켓샐러드	0.5
쪽파	4.6
쪽파 데친 것	3.8
고추냉이	14.0
고사리	0.4
고사리 삶은 것	0
말린 고사리	3.4

과실류	
으름	20.9
아세로라	7.1
아테모야	16.1
아보가도	0.9
살구	6.9
살구 말린 것	60.6
딸기	7.1

무화과	12.4		탄골	12.2
매실	5.4		탄젤로	11.6
그린올리브	1.2		체리모야	17.6
블랙올리브	0.9		두리안	25.0
스터프드 올리브	0.5		배	10.4
네이블오렌지	10.8		서양배	12.5
발렌시아오렌지	9.0		여름귤	8.8
오로블랑코	9.2		대추 말린 것	58.9
감	14.3		대추야자 말린 것	64.3
감 말린 것	57.3		파인애플	11.9
모과	9.4		귤	10.0
키위	11.0		패션프루트	16.2
키와노	5.4		바나나	21.4
금귤	12.9		바나나 말린 것	71.5
구아바	4.8		파파야 완숙	7.3
구기자	71.6		파파야 미숙	7.2
구스베리	10.7		피타야	9.9
수유나무열매	15.2		비파나무 열매	9.0
그레이프프루트	9.0		포도	15.2
코코넛워터	5.0		건포도	76.6
코코넛밀크	2.6		블루베리	9.6
오렴자(스타프루트)	5.7		자몽	8.9
체리	14.0		화이트 사포테	15.8
체리(미국산)	15.7		참외	6.8
석류	15.5		마르멜루	10.0
수박	9.2		망고	15.6
푸룬	10.7		망고스틴	16.1
말린 푸룬	55.2		멜론	9.8
등자나무	8.0		복숭아	8.9

천도복숭아	9.0
유자껍질	7.3
유자과즙	6.6
여지(리치)	15.5
라임	9.1
라즈베리	5.5
사과	13.1
레몬	7.6
레몬과즙	8.6

견과류	
아몬드	9.3
아마씨	8.6
들깨	8.6
퓨어코코아	18.5
캐슈너트 조미한 것	20.0
호박씨	4.7
비자(볶은 것)	4.4
은행	36.7
은행 삶은 것	32.3
밤	32.7
밤 삶은 것	30.1
호두 볶은 것	4.2
코코넛파우더	9.6
참깨	7.6
참깨 볶은 것	5.9
껍질 벗긴 참깨	5.8
수박씨 볶은 것	6.3
칠엽수 열매 삶은 것	27.6

연씨앗	12.3
연씨앗 말린 것	51.4
마름 열매	37.7
피스타치오 볶은 것	11.7
해바라기씨 조미한 것	10.3
브라질너트 조미한 것	2.4
헤이즐넛 조미한 것	6.5
피칸 조미한 것	6.2
마카다미아 볶은 것	6.0
소나무씨	6.5
소나무씨 볶은 것	1.2
땅콩 말린 것	11.4
땅콩 볶은 것	12.4

유제품	
생크림(유지방 35%)	3.2
생크림(유지방 45%)	2.8
저지젖소 우유	4.7
홀스타인젖소 우유	4.7
탈지분유	53.3
무당연유	11.2
가당연유	56.3
크림 유지방	3.1
요구르트	4.9
에담치즈	1.4
에멘탈치즈	1.6
커티지치즈	1.9
카망베르치즈	0.9
크림치즈	2.3

고다치즈	1.4
체다치즈	1.4
파르메산치즈	1.9
블루치즈	1.0
버터(발효버터는 제외)	1.2
염소우유	4.5

주류	
청주	4.9
맥주(옅은 색)	3.1
흑맥주	3.4
스타우트 맥주	4.6
발포주	3.6
와인(화이트)	2.0
와인(레드)	1.5
로제와인	4.0
사오싱주	5.1
소주	0
위스키	0
브랜디	0
워커	0
진	0.1
럼주	0.1
마오타이	0

조미료	
우스터소스	26.3
중간 농도 소스	29.8
진한 소스	29.9
라유(고추기름)	–
진간장	10.1
국간장	7.8
양조간장	15.9
중국간장	6.0
넘플라(태국 조미료)	1.1
식염	0
곡물식초	2.4
쌀식초	7.4
과실초(포도식초)	1.2
과실초(사과식초)	2.4
향식초	6.6
굴기름	18.1
토마토퓌레	8.1
토마토페이스트	17.3
토마토케첩	25.6
쌀된장(단맛)	32.3
쌀된장(색이 옅고 매운 맛)	17.0
쌀된장(색이 짙고 매운 맛)	17.0
보리된장	23.7
콩된장	8.0
텐멘장(중국식 된장)	38.3
더우반장(중국식 매운 소스)	3.6
XO장	32.2
고추장	54.8
술지게미	18.6
양파분말	79.8
겨자분말	43.7
겨자페이스트	40.1

머스터드페이스트	13.1
머스터드분말	12.7
카레가루	26.4
클로브	66.4
흑후추	66.6
백후추	70.1
산초분말	69.6
계피분말	79.6
생강분말	72.5
샐비어분말	66.9
타임분말(허브)	69.8
고춧가루	66.8
육두구분말	47.5
바질분말	50.6
파슬리분말	51.6
파프리카분말	55.6
빵효모(압착)	1.8
빵효모(건조)	10.5
베이킹파우더	29.0
맛술	50.0

조개류	
피조개	3.5
가리맛조개	2.0
바지락	0.4
전복	4.0
전복 말린 것	23.8
홍합	3.2
국자가리비	1.5

식용달팽이(통조림)	0.8
굴	4.7
소라	0.8
재첩	4.3
키조개	1.5
우렁이	3.6
떡조개	3.0
새조개	6.9
명주조개	2.4
대합	1.8
민무늬대합	2.7
가리비	1.5
조개관자	4.9
조개관자 쪄서 말린 것	7.6
함박조개	3.8
왕우럭조개	0.3

해조류	
파래 말린 것	17.5
김 말린 것	7.5
김 구운 것	8.3
대황 쪄서 말린 것	8.2
돌김 말린 것	2.7
석묵 말린 것	8.9
석묵을 삶아서 굳힌 것	0
꼬시래기 소금에 절인 것	1.3
한천	0
다시마 말린 것(채취 지역 따라 다름)	21~34

우뭇가사리 말린 것	6.5
붉은 갈래곰보	1.1
푸른 갈래곰보	0.8
톳	12.9
홑파래 말린 것	2.1
붕어마름 말린 것	12.3
지누아리	0
큰실말	0
생미역	2.0
말린 미역	8.6
미역줄기	0.4
미역귀(생)	0

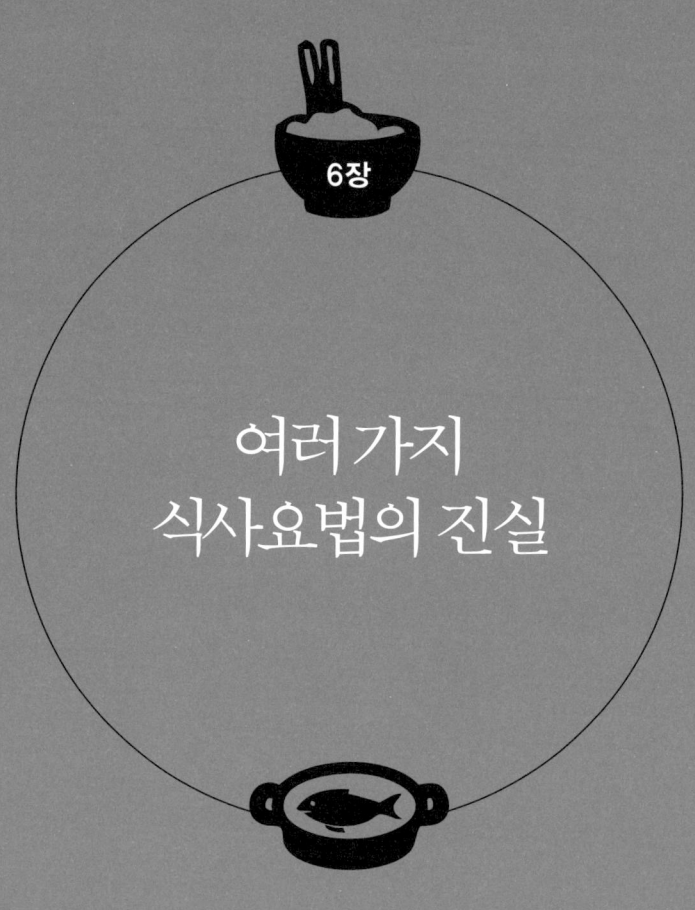

6장

여러 가지
식사요법의 진실

저탄수화물식과
당질 제한식

최근 들어 당질 제한식이라는 말이 조금씩 보급되고 있는 추세다.

그런데 원래 이 말은 '당질을 줄인 식사'라는 막연한 의미밖에 가지고 있지 않아 어디까지 당질을 줄여야 좋을지 알 수 없다는 문제가 있다. 그리고 또 한 가지 문제는 '당질 제한식'이라는 말이 서양의 'low carbo diet'를 번역한 말로도 쓰이고 있다는 점이다.

서양에서는 당질을 줄이는 식사요법을 'low carbo diet'라고 표현한다. 'carbo'는 탄수화물을 뜻하므로 본래라면 '저탄수화물식'으로 번역되어야 하겠지만, 보통은 '당질 제한'이라는 말로 번역되는 경우가 많다.

물론 당뇨병 치료식에서 탄수화물과 당질의 차이는 크게 신경 쓸 필요가 없고, '저(低)'와 '제한'도 같은 의미라 할 수 있으므로 특별히 문제될 것은 없다.

그러나 서양에서 시행되고 있는 '당질을 줄이는 식사'에는 몇 가지 다른 방식이 있어 각각의 명칭이 따로 사용되는 경우가 많다. 그런데 이러한 명칭의 차이를 명확히 하지 않고 전부 '당질 제한식'이라고 번역해서 쓰고 있는 것이다. 이 부분은 확실히 문제라고 생각한다. 특히 중요한 것은 '당질을 어디까지 줄이는가' 하는 점인데, 이러한 당질 제한의 정도를 무시하고 전부 '당질 제한식'이라는 똑같은 명칭을 사용하면 오해의 소지가 크다.

따라서 여기서는 서양에서 시행하고 있는 당질 제한식의 대표적인 2가지 방식에 대해 먼저 알아보기로 한다.

번스타인의 당질 제한식

번스타인은 세계에서 가장 먼저 당질 제한식을 실행하고 당질 제한식의 기준을 확립한 사람이라 할 수 있다. 여기에서는 그의 당질 제한식을 '번스타인 식사요법'이라고 부르기로 한다.

번스타인 식사요법의 기준은 몇 번이나 소개한 바와 같이 다음과 같다.

하루 섭취 당질량 130g 이내

나는 이 정의를 당질 제한식의 기본조건이라고 생각한다. 즉 이것을 만족하면 당질 제한식이라 부르고, 반대로 이 조건을 만족하지 못하면 당질 제한식이라고 부르지 않는 편이 좋다.

단, 착각하지 말아야 할 것은 어디까지나 최저한의 기준이라는 점이다. 이 조건만 만족한다고 이상적인 당뇨병 식사요법이 되는 것은 아니다.

예를 들어 아침과 점심은 식사를 하지 않고 저녁 때 당질을 130g 섭취하는 식사를 한다고 하자. 이 경우는 저녁 식사 후 혈당치가 크게 치솟아 대량의 인슐린이 필요하므로 좋은 식사법이라고 할 수 없다.

그러나 방식이 극단적이긴 해도 번스타인의 정의를 만족하고 있으므로 일단은 당질 제한식이라고 부를 수 있으며, 그가 주장하는 효과도 최저 수준이기는 하지만 나타나긴 할 것이다. 즉 번스타인의 정의는 그가 주장하는 효과를 보증하는 최저조건으로 생각하는 것이 좋다. 이를 이해했다면 이번에는 현실적으로 이 정의를 생각해보자.

실제 식생활과 일반적인 건강 상식을 감안한다면, 번스타인의 정의는 '한 끼에 약 43g까지는 당질을 먹어도 괜찮다'고 생각할 수 있다. 즉 한 끼 식사에서 섭취해도 되는 당질량의 상한선이 43g이라는 말이다. 이로부터 나는 '한 끼에 40g까지 당질을 제한하는 식사'를 번스타인의 개념에 바탕을 둔 '당질 제한식'이라고 정의하고 있다.

말하자면 번스타인의 당질 제한식은 최저조건과 상한선을 함께 제시하는 넓은 의미의 당질 제한식이라고 할 수 있다.

<u>번스타인의 정의는 넓은 의미의 당질 제한식이다.</u>

이를 기억해두자.

애트킨스 다이어트의
문제점

번스타인보다 더 엄격한 기준을 제시한 당질 제한식도 있는데, 그 대표적인 예가 애트킨스 식사요법이다.

이 식사요법을 제창한 애트킨스 박사는 식사로 섭취하는 당질량이 적으면 적을수록 효과가 있다고 생각했다. 특히 이 식사요법 도입기에는 상당히 엄격한 당질 제한식을 실행했는데, 숫자로 말한다면 한 끼 당질량을 7g 이내, 하루 20g 이내로 제한했다. 그 후 한 끼 당질량을 약 20g 이내로 다시 조정했다.

한 끼 당질량 20g 이내

이것이 애트킨스 식사요법이다. 애트킨스 박사는 케톤체의 증가로 감량 효과를 얻을 수 있다고 생각하고 있었다. 케톤체가 증가하는 것은 하루 당질량이 50g 이하인 경우다. 한 끼로 환산하면 약 17g이 되므로 한 끼 당질량은 20g 이하다.

현재 서양에서 시행되고 있는 대표적인 당질 제한식은 번스타인 식사요법(넓은 의미의 당질 제한식)과 애트킨스 식사요법(케톤 생산식)이다. 당질 제한식을 연구할 때는 이 두 가지 중 어느 한쪽을 의식해서 수행하는 경우가 많다.

두 가지 식사를 비교했을 때 실제 식생활에서 크게 차이나는 점은 번스타인 식사요법은 실행하기가 쉬운데 반해, 애트킨스 식사요법은 실행하기가 힘들다는 것이다.

식품은 대부분 당질이 함유되어 있어 상당히 주의해서 선택하지 않으면 한 끼 당질량을 20g 이내로 유지할 수 없다. 특히 채소에는 당질이 어느 정도 들어 있어 애트킨스 식사요법을 실행하면 채소를 거의 먹을 수 없게 된다. 이 때문에 비타민이 부족해지기 쉬워 이 식사요법을 실행할 때는 전용 영양보조제를 구입해야 한다.

하지만 번스타인 식사요법은 잎채소를 충분히 먹을 수 있기 때문에 비타민이 부족해질 일이 거의 없고 별다른 제한 없이 실행할 수 있다.

또한 애트킨스 식사요법은 맛을 포기해야 한다는 점에서도 실행하기가 어렵다. 한 끼 20g 이내의 당질량이라면 조미료의 당질도 제한해야 하기 때문에 조리하는 데도 많은 제약이 따른다.

뿐만 아니라 케톤체가 많이 생산된다는 의학적인 문제도 있다. 케톤체 증가는 당질 제한식을 비판할 때 흔히 문제시되는 점이다. 극단적으로 케톤체가 증가하는 당뇨병성 케톤산증은 아주 드물기는 하지만 애트킨스 식사요법을 할 때 나타났다는 보고가 있었기 때문이다(N Engl J Med 2006, 354, 97. Lancet 2006, 367, 958).

케톤체란 지방을 분해해서 얻는 물질로 인체에 영양원이 되기도 한다. 또한 극단적인 기아 상태 등에서도 케톤체가 증가한다고 한다. 현 시점에서는 케톤체가 어느 정도까지 증가해도 괜찮은지 자세히 밝혀지지 않았다. 당뇨병성 케톤산증으로 보고된 것도 극히 드물고 보고된 경우에도 무엇 때문에 이 증상이 나타난 것인지 확실치 않다.

개인적으로는 당질 제한식으로 케톤체가 증가하는 것에 대해 크게 신경 쓸 필요가 없다고 보지만, 이 문제가 명확하게 밝혀질 때까지는 잠시 논의를 미뤄두는 게 좋다고 생각한다.

어쨌든 당질 제한식으로 케톤체가 증가하는 것은 애트킨스 식사요법에서다. 지금까지 보고된 당뇨병성 케톤산증은 애트킨스 식사요법을 하는 경우였다. 반면에 번스타인 식사요법(넓은 의미의 당질 제한식)에서는 케톤체가 증가하지 않아도 효과가 나타난다.

또한 번스타인은 자신이 주장하는 5가지 이점에 케톤체 증가가 필요하다고 생각지는 않았으며, 케톤체가 증가하는 애트킨스 식사요법에 대해서도 '좀 더 논의해보아야 할 문제'라며 신중한 태도를 취했다.

케톤체가 증가하지 않아도 효과가 나타나는데 굳이 애트킨스 식사요법을 고집할 필요가 있을까?

| 당질 제한식의 정의

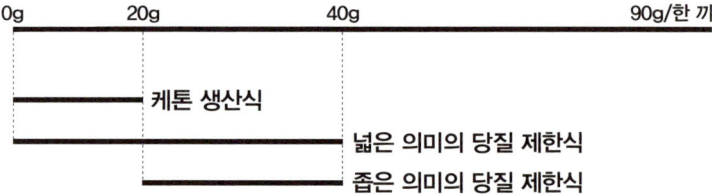

 오히려 나는 애트킨스 식사요법이 영양보조제를 필요로 하는 등 실제 식생활을 어렵게 한다는 점에서 더 문제라고 본다. 안정성에 대한 의문도 완전히 해소되지 않은 상태에서 맛과 즐거운 식생활을 포기해야 하는 이 식사요법을 권하는 것이 옳지 않다고 생각한다.

 내가 권하고 싶은 것은 '한 끼 당질량을 20~40g으로 제한하는 당질 제한식(가벼운 당질 제한식)'이다. 이처럼 번스타인 식사요법에서 애트킨스 식사요법(케톤 생산식) 부분을 덜어낸 당질 제한식을 과학적 근거에 바탕을 둔 당질 제한식(좁은 의미의 당질 제한식)이라고 부른다.

케톤체에 상관없이
당질 제한식은 효과적이다

 케톤체에 대해 좀 더 자세히 이야기하면, 당질 제한으로 케톤체가 생산되는 것은 하루 섭취 당질량이 50g 이하일 때부터라고 본다. 한 끼 당질량이 20g 이하인 애트킨스 식사요법은 케톤체가 증가할 가능성이 있지만, 한 끼 40g 정도의 당질을 섭취하는 번스타인 식사요법은 케톤체가 증가할 일이 없다.
 번스타인의 정의 내에서라면 혈당 관리 개선이나 비만 해소 등 그가 주장하는 5가지 효과가 있을 것이므로, 당질 제한식의 효과는 케톤체가 증가하지 않아도 나타나게 된다.
 케톤체가 증가하면 비만 해소 효과는 더 커진다고 생각하는 사람도 있다. 케톤체가 몸속에 증가하면 소변이나 호흡 등을 통해 밖으로 배출되는데, 케톤체에는 칼로리가 있기 때문에 여분의 칼로리가 소비되어 체중 감량 효과가 나타난다는 생각에서다.

그러나 번스타인이 주장하는 감량 효과는 4장에서 설명했듯이 케톤체가 늘어나지 않는 정도의 당질 제한으로도(칼로리 제한식이라 하더라도) 효과가 확인되었다.

게논 박사의 연구에서 설명했듯이 한 끼 당질량이 45g으로 번스타인의 정의를 조금 초과하는 정도의 식사요법에서도 혈당 관리가 눈에 띄게 개선되었다. 따라서 체중 감소나 혈당 관리 개선 효과는 케톤체 생산 없이도 가능한 셈이다.

실제 치료현장에서 당뇨병 환자에게 케톤체가 증가하지 않는 가벼운 당질 제한식을 실행하게 하면, 혈당 개선과 함께 체중 감소 효과도 나타난다.

칼로리가 무제한인데도 체중이 감량된다는 점에 대해서는 현재까지 확실한 이유가 밝혀지지 않았다. 이론적으로는 평소에 필요한 칼로리 이상을 섭취할 경우 살이 빠지지 않는다. 당질 제한식에서는 칼로리를 제한하지 않고 있으므로, 만약 필요 이상의 칼로리를 섭취하는 사람이 있다면 살이 빠지지는 않을 것이다. 그런데 실제로는 케톤체가 증가하지 않는 가벼운 당질 제한식(좁은 의미의 당질 제한식)을 실행하면 비만 증세가 있는 환자는 살이 빠진다.

이에 대한 원인을 몇 가지 생각해보았다.

우선 첫 번째 이유로 생각할 수 있는 것은 실제 당질 제한식에서는 칼로리 과잉이 되기 힘들다는 점이다. 당질 제한식에서는 당질이 많은 식품을 줄이고 단백질이나 지방의 양을 늘리게 되는데, 줄인 당질의 분량을 고기나 생선 등으로 대신하는 경우 음식의 양이 상당히 늘어난다. 즉 더 많은 양을 먹을 수 있는 것이다. 이 때문에 가벼운 당질 제한식으로는 사실 칼로리 과잉이 되기 어렵다.

단, 칼로리 과잉이 되기 어렵다고는 해도 보통 사람보다 월등히 많은 양을 먹는 사람도 있을 것이고, 이것만으로는 케톤체 없이 살이 빠지는 이유를 설명하기에 불충분하다.

또 한 가지 생각할 수 있는 것은 단백질을 섭취한 경우 발생하는 열이다. 식사를 하면 소화와 흡수로 칼로리가 소비된다. 당질, 지방, 단백질 중 어느 것을 먹어도 칼로리는 소비되지만, 당질에 비해 단백질을 소화·흡수하는 데 더 많은 칼로리가 쓰인다.

당질 제한식에서는 당질을 줄이므로 단백질 섭취량이 늘어난다. 그러면 식사 때 사용하는(소비하는) 칼로리도 늘어난다. 섭취한 칼로리가 조금 많아도 살이 찌지 않는 것은 이 때문일지도 모른다.

물론 이것은 어디까지나 개인적인 추측이며 과학적 근거가 있는 설명은 아니다.

케톤체가 증가하지 않아도 체중 감소 효과가 나타나는 이유를 확실히 알 수는 없지만, 케톤체의 증가 여부에 관계없이 번스타인이 주장하는 효과는 분명히 확인되고 있다.

웨스트만 박사 연구팀은 당질을 단백질로 바꿔서 식사할 경우 칼로리를 제한하지 않아도 체중이 쉽게 줄어드는 요인으로 ① 단백질 섭취가 포만감을 빨리 불러오고, ② 체온 생산을 위한 에너지 소비가 증가하며, ③ 근육량이 늘어나 대사가 높아진다는 점을 들고 있다

(Am J Chin Nutr 2008, 87, 1558S).

　이유야 어찌됐든 가벼운 당질 제한식(좁은 의미의 당질 제한식)은 충분히 효과를 발휘하고 있다.

《당뇨병엔 밥 먹지 마라》 출간 이후

 당질 제한식을 치료식으로 지도하는 의사나 의료기관이 계속 늘고 있다. 특히 2005년에 에베 코지 선생이 자신의 치료식에 관한 저서 《당뇨병엔 밥 먹지 마라》를 출간해 당뇨병 관련서로서는 이례적인 반향을 불러일으킨 뒤로, 당질 제한식은 급속도로 주목을 받게 되었다.
 에베 선생은 자신의 저서에서 '당질 제한식'이라는 말에 대해서도 일반화하고 있는데, 이 때문에 '당질 제한식'이라는 말을 에베식 식사요법으로 인식하고 있는 사람도 많다.
 하지만 당질 제한식이라는 말은 당질을 줄이는 식사요법에 대해 광범위하게 쓰이고 있고, 이 책에서도 그런 의미로 사용하고 있다.
 에베 선생의 당질 제한식은 당질을 줄이면 줄일수록 효과가 있다고 보며 한 끼 당질량의 기준은 20g 이내로 하고 있다.

에베 선생이 기본으로 생각하는 당질 제한식에서는 하루 3끼 가운데 저녁과 다른 한 끼는 주식을 먹지 않고 아침이나 점심 한 끼만 주식을 먹기 때문에, 하루 섭취 당질량은 110g 정도로 번스타인의 정의를 만족한다. 그러나 에베 선생이 가장 효과가 있다고 생각하는 방법은 하루 3끼 모두 주식을 먹지 않는 것으로, 이 경우는 한 끼의 당질량이 20g 이내가 되므로 애트킨스 식사요법에 가깝다.

하지만 이 당질량 역시 하나의 기준일 뿐으로, 엄밀하게 지키도록 지도하고 있지는 않다. 따라서 비타민 부족이나 실행의 어려움 등 애트킨스 식사요법이 갖고 있던 결점은 크게 부각되지 않는다. 또한 에베 선생은 케톤체 증가에 대해서는 전혀 문제가 없고 오히려 긍정적인 면이 크다는 견해를 갖고 있다.

에베 선생의 저서 등을 통해 당질 제한식에 주목하고 치료법에 이를 적용하는 임상 의사들도 늘고 있다. 그중에는 당질 제한식을 제대로 이해하지 못한 채 지도를 하는 경우도 있는 것 같다. 당질 제한식을 안전하고 효과적으로 실행하기 위해서는 기준을 확립하는 것이 무엇보다 시급하다고 본다.

당질 제한식의
정의가 없으면 위험하다

1장에서도 설명했듯이 당질 제한식은 정식으로 인정된 정의가 없다. 이것이 여러 가지 문제를 일으키면서 환자가 피해를 보고 있다.

이 책에서 내가 정의에 대해 문제를 제기한 것도 환자를 위해서는 당질 제한식의 정의가 필요하다고 생각했기 때문이다. 당질 제한식의 현 상황에 대해 한 번 더 자세하게 생각해보기로 하자.

정의가 없는 데서 오는 피해는 크게 2가지로 정리할 수 있다.

첫 번째로 당질 제한식의 보급이 늦어지는 점이다. 당질을 어디까지 줄여야 좋은지 명확하지 않기 때문에 충분히 제한하지 못한 채 실행하게 되고, 그 결과 효과가 없다는 평판을 얻게 될 수 있다.

실제로 평소보다 당질을 조금만 줄인, 즉 번스타인 정의보다 많은 당질을 섭취하는 식사로 연구를 수행해놓고 효과가 없다는 결론을 얻은 연구논문도 있다.

불충분한 당질 제한에 원인이 있다고는 생각지 않기 때문에, 당질 제한식 자체가 효과가 없는 식사요법이라고 오해를 받기도 한다. 반대로 지나칠 정도로 당질을 제한하려는 시도 때문에 실행하기 곤란한 식사요법으로 오해 받을 가능성도 있다.

사실 애트킨스 식사요법이나 이에 가까운 당질 제한식이 일반적인 기준이 되면, 환자는 칼로리 제한식과 마찬가지로 실행하기 어려운 식사로 생각한다. 어떤 환자는 도저히 할 수 없다며 지레 포기하기도 한다.

효과가 없거나 실행하기 어렵다고 인식하게 되면 당질 제한식의 보급은 늦어질 수밖에 없다. 하지만 실제로는 칼로리 제한식 이상의 효과가 있고 실행하기도 훨씬 쉬운 요법이다. 이런 치료법의 보급이 늦어지면, 결과적으로 당뇨병 관리가 제대로 안 되는 사람이나 치료식으로 고통 받고 있는 사람을 계속 방치하게 된다.

당질 제한식의 보급을 위해서는 하루 빨리 정의를 명확하게 내려두어야 할 것이다.

정의가 없는 데서 오는 두 번째 피해는 환자가 안전하고 효과적으로 당질 제한식을 실행할 수 없다는 점이다.

무엇보다 지나치게 느슨한 수준의 당질 제한식은 당뇨병 관리를 개선할 수 없다는 문제가 있다. 지도하는 의사가 충분히 이해하지 못하면, 잘못된 식사요법을 권하게 될 위험이 있다.

또한 당질 제한식을 제대로 이해하지 못하면 효과가 없는 방식으로 실행할 위험도 있다. 예를 들어 당질 제한식을 하는 대신 보조로 유산소운동을 하거나 당질의 흡수를 늦추는 약을 복용하는 경우도 있다. 그러나 유산소운동이나 약제의 효과는 일부 예외를 제외하면 한정적이며 어디까지나 보조 수단일 뿐이다. 그런데도 이를 오해하고 실행하면 당질 제한의 효과가 전혀 나타나지 않을 수도 있다.

그리고 SU제나 인슐린주사 등의 약제를 사용하는 사람이 당질 제한식을 실행하는 경우는 저혈당을 일으킬 위험도 있다. 당질을 제한하면 식후 혈당치가 올라가지 않는데도 이러한 약제를 이전과 같은 양으로 처방하면, 혈당치가 높지 않은 상태에서 인슐린 과잉 상태가 되므로 저혈당을 일으킬 수 있는 것이다.

더 위험한 것은 당질 제한식의 효과를 과신하는 경우다. 심각한 신장질환 환자에게 당질 제한식을 지도하거나 1형 당뇨병 환자의 인슐린주사를 중지하는 등 위험한 사태를 불러올 수 있다.

어느 정도로 당질을 제한할 것인가.
어떤 환자에게 적용할 것인가.
어떤 방법을 취할 것인가.

당질 제한식에 관해 이상 3가지 사항을 명확히 제시해줄 기준이 필요하다. 되도록 많은 사람들이 당질 제한식을 체험하고 이를 안전하고 효과적으로 실행할 수 있도록, 당질 제한식을 정의하고 기준을 확립하는 것이 필요하다고 생각한다.

당질 제한식을 할 때
주의해야 하는 경우

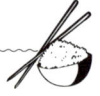

현재까지는 당질 제한에 대한 공식적인 기준이 없다. 그러면서도 한편에서는 당질 제한식이 치료 현장에서 주목을 받으며 급속도로 보급되고 있다. 이것은 환자의 안전성이라는 측면에서 보면 상당히 바람직하지 못한 상황이다.

따라서 여기에서는 지금까지 당질 제한식을 지도해온 내 경험을 바탕으로 최저한이라고 생각되는 주의사항을 몇 가지 이야기하고자 한다.

우선 당질 제한식을 도입할 때 약제 사용에 관해서다. 당질 제한식의 효과는 즉각적으로 나타나므로, 환자가 이미 약을 복용하고 있는 경우는 반드시 의사에게 상담을 받도록 한다. 특히 SU제나 인슐린주사를 사용하고 있는 환자는 기존의 양을 그대로 유지한 채 당질 제한식을 할 경우, 혈당치가 그전보다 낮아진 상황에서 인슐린만 과잉되어 저혈당을 일으킬 수 있다.

그 다음은 신증(신장질환)에 관해서다. 당질 제한식은 당질의 양을 줄이는 만큼 단백질의 비율이 높아지므로 신증이 있는 사람은 실행하지 않는 것이 좋다. 당뇨병 신증의 5단계 중에서 3기 이후인 사람, 특히 신부전기 이후인 사람에게는 안타깝지만 당질 제한식을 적용할 수 없다.

세 번째는 1형 당뇨병인 경우다. 1형 당뇨병인 사람이 당질 제한식을 실행하는 경우는 반드시 신중한 태도를 취해야 한다. 1형 당뇨병은 병태가 복잡해 당질 제한식을 실시하고 일시적으로 혈당치가 정상이 되더라도 결코 인슐린주사를 중지해서는 안 된다. 일시적으로 인슐린주사가 필요 없는 상태가 되었다 해도, 인슐린주사를 중지하면 갑자기 상태가 악화되는 경우가 있기 때문이다. 당질 제한식을 할 때 치료약이 필요 없는 경우는 2형 당뇨병뿐이라고 생각하는 것이 좋다.

서양에서는 1형 당뇨병의 경우 이미 'carbohydrate counting(당질 관리식)'이 보편적이며 당질 제한식의 효과도 증명되었지만, 인슐린주사를 중지하는 것은 명백히 지나친 감이 있다. 이런 행위는 1형 당뇨병에 대한 이해 부족과 당질 제한식에 대한 과신에서 비롯된 것이다.

네 번째는 아이들이나 임산부의 경우다. 이들이 당질 제한식을 실행하는 경우는 현 시점에서 신중해야 할 필요가 있다. 왜냐하면 아이들이나 임산부에 대해서는 아직 안전성이 과학적으로 확인되지 않았기 때문이다.

물론 소아의 난치성 간질에 대한 케톤식이요법 연구에서는 아이들이 케톤 생산식 수준의 엄격한 당질 제한식을 실행해도 단기적으로는 안전하다는 사실이 확인되었다(Lancet Neurol 208, 7, 500). 또한 임산부에 대해서도 안전할 뿐만 아니라 혈당 관리 개선 효과가 있었다는 보고도 있다(Obstet Gynecol 1998, 91, 600).

그러나 장기적으로 아이들이 당질 제한식을 실행할 경우, 성장에 문제가 발생하지 않을지 어떨지는 아직 확인되지 않았다. 임산부에 대해서도 좀 더 많은 예를 통한 검증이 필요할 것이다. 이러한 의미에서 아이들이나 임산부에게 당질 제한식을 적용하는 것은 절대 금물이라고까지는 할 수 없지만, 현재로서는 신중해야 한다고 생각한다.

이후 당질 제한식에 대한 연구가 좀 더 진행되면 아이들과 임산부에 미치는 영향이나 안전성에 대한 보장도 확실해져 당질 제한식을 실행하는 것이 가능해질지도 모른다. 그러나 현 시점에서 당질 제한식에 대한 지나친 과신은 삼가야 할 것이다.

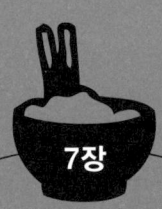

7장

당질에 대해 잘못 알고 있는 상식

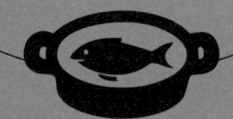

당질 제한식에 대한
오해와 의문

당질 제한식은 서양에서는 이미 비만과 당뇨병의 예방식이자 치료식으로 인식되고 있지만, 아직 우리 나라에서는 공식적으로 인정되지 않고 있다.

그 이유로 몇 가지 문제점이 지적되고 있는데, 비판의 근거로 제시되는 연구들이 하나같이 의문투성이다. 따라서 여기서는 이러한 연구를 제대로 검증하고 이에 대한 반론을 제기해보기로 한다.

의문 1 그것은 당질 제한식이 아니다
― 효과가 없다는 비판에 대해

당질 제한식에 대한 비판 가운데 하나는 이 치료식이 효과가 없다는 것이다. 이러한 비판의 배경에 있는 것은 당질 제한식의 정의가 명확하지 않다는 사실이다. 어디까지 당질을 줄여야 당질 제한식인지 확실치 않기 때문에, 기존의 칼로리 제한식에서 아주 소량만 줄인 식사와 그 전의 식사를 비교해 효과가 없었다는 결론을 내리게 된 것이라고 생각할 수 있다.

당질 제한식이 효과가 없었다는 논문이 몇 가지 있는데, 이러한 논문의 공통점은 연구에서 실시한 '당질 제한식'의 한 끼 당질량이 60g 정도라는 점이다. 한 끼 당질량이 60g이면 하루 180g이 되므로 당질 제한식의 정의 범위에서 벗어난다. 이것은 당질 제한식을 연구한 것이 아니다.

2011년 〈당뇨병학〉이라는 잡지에 실린 논문을 한 예로 소개하겠다(Diabetologia 2011, 54, 731).

연구 내용을 보면 칼로리를 1,600kcal로 제한해 한쪽은 탄수화물의 비율을 41~42%, 다른 한쪽은 49%로 해서 두 그룹을 비교하고 있다. 그 결과 두 그룹 사이에는 혈당 관리에 차이가 나타나지 않았다.

1,600kcal의 41%는 656kcal, 42%는 672kcal로, 이를 당질량으로 환산하면 각각 164g과 168g이 된다. 한 끼당 55g 정도 되는 당질량이다.

즉 번스타인의 '하루 당질량 130g 이내'라는 정의를 초과하고 있으므로 당질 제한식이라고 할 수 없다.

또 비교 기준이 되는 쪽의 식사는 1,600kcal의 49%인데, 이를 당질량으로 환산하면 하루에 196g, 한 끼에 65g 정도 된다. 일반적인 칼로리 제한식의 당질량과 비교해보면 상당히 적은 양이다.

즉 이 연구에서는 한 끼에 55g과 65g이라는 칼로리 제한식(당질을 조금만 줄인)끼리 비교를 한 것뿐이다. 이것으로 양쪽의 효과에 차이가 없었다고 한들 당질 제한식의 효과를 검증한 것이 되지 않는다.

이 연구처럼 번스타인의 정의인 '하루 당질량 130g 이내'의 조건을 충족시키지 못하는 식사로는 어떤 결과가 나와도 당질 제한식을 비판하는 근거가 되지 못한다.

당질 제한식에 효과가 없었다는 또 한 가지 연구를 살펴보자(N Engl J Med 2009, 360, 859). 이 연구팀은 당질의 비율을 65%, 55%, 45%, 35%로 나눠서 2년 동안 이 네 그룹의 체중 변화를 조사했다. 그 결과 어떤 그룹도 체중에 변화가 나타나지 않았다.

이 연구에서도 마찬가지로 어떤 식사 패턴도 번스타인의 정의를 충족하는 당질 제한식이 아니었다. 이 연구의 경우 섭취 칼로리는 2,000kcal로, 번스타인의 정의를 충족시키려면 당질의 비율은 26% 이하가 되어야 한다. 즉 당질 제한식이라고 할 수 없는 식사로 연구한 것이다.

당질 제한식이 정말로 효과가 없다거나 칼로리 제한식과 다를 바 없었다는 결론을 내리려면, 하루 당질량 130g 이내의 당질 제한식으로 연구한 것을 근거로 제시해야 한다. 그러나 현재까지는 하루 당질량 130g 이내의 당질 제한식으로 효과가 없었다는 결론을 내린 연구는 찾아볼 수 없었다.

다만 댄지거 박사는 〈JAMA〉에 발표한 논문에서 4가지 식사요법,

즉 애트킨스(Atkins), 웨이트 워처스(Weight Watchers, 체중감량 시스템), 오니시(Ornish), 존(Zone)의 감량효과에는 차이가 없다고 밝혔다(JAMA 2005, 293, 43). 애트킨스 식사요법은 당질 제한식의 정의를 충족하고 있으므로, 이 논문은 당질 제한식과 칼로리 제한식의 체중 감량 효과가 같다는 근거가 될 수 있다.

그러나 이 논문에서도 애트킨스 식사요법에 체중 감량 효과가 없다는 것이 아니라, 다른 식사요법과 같은 효과가 있다는 결론을 내렸을 뿐이다. 역시 당질 제한식에 효과가 없다는 근거는 될 수 없다.

몇 가지 예로 검토한 바와 같이 당질 제한식이 효과가 없다는 비판에는 과학적인 근거가 없다고 할 수 있다.

의문 2 조건이나 해석이 과학적으로 불평등하다
— 동맥경화를 촉진한다는 비판에 대해

당질 제한식에 대한 또 다른 비판으로 동맥경화를 촉진한다는 주장이 있다. 당질 제한식은 결과적으로 지방의 비율이 높은 식사이기 때문에, 예전부터 동맥경화가 일어나지는 않을지 우려하는 목소리가 있었다. 이렇게 주장하는 쪽에서는 어떤 동물실험의 결과를 그 근거로 들고 있으므로 이에 대해 검증해보기로 한다.

이 동물실험은 2009년에 〈미국과학아카데미회보〉에 발표된 것이다(PNAS : Proc Natl Acad Sci USA 2009, 106, 15418). 동맥경화를 쉽게 일으키도록 조작한 'ApoE 유전자 결손 생쥐'를 고지방식, 보통의 조절식, 고지방에 저당질 식사를 투여한 세 그룹으로 나누어 비교한 연구다. 연구자들은 고지방·저당질 식사가 당질 제한식의 모델이라고 주장하며 이러한 실험을 수행했다. 그 결과 동맥경화를 가장 촉진시킨 것은 고지방·저당질 식사를 투여한 생쥐라고 발표했다.

당질 제한식을 하면 고지방·저당질이 되므로 당질 제한식을 비판하는 사람들은 이 연구를 근거로 동맥경화의 위험을 주장한다. 그러나 논문을 제대로 읽고 내용을 검토해보면 이 실험에는 이해할 수 없는 조건이 붙어 있음을 알 수 있다.

당질 제한식의 모델이라는 고지방·저당질 식사에 메티오닌이라는 물질이 결핍되어 있는 것이다. 게다가 우연히 메티오닌이 결핍된 것이 아니라 연구자가 일부러 이렇게 부자연스러운 식사를 준비한 것이다.

이것은 상당히 이해하기 힘든 일이다. 왜냐하면 메티오닌은 필수아미노산이기 때문에 연구할 때 일부러 결핍시킬 이유가 없다.

필수아미노산이란 우리 몸에 반드시 필요한 것으로 체내에서는 합성할 수 없는 물질이다. 따라서 필수아미노산은 식사로 보충할 수밖에 없으며, 식사에 이것이 포함되어 있지 않으면 몸이 정상적인 기능을 하지 못한다.

이 필수아미노산을 일부러 결핍시켰으니 건강에 적신호가 나타나도 전혀 이상할 것이 없다. 아니 오히려 이상이 나타날 것으로 예측하는 것이 보통이다.

이러한 부자연스러운 식사로 동맥경화가 발생한다고 해도 원인이 고지방·저당질에 있는지 그 외의 다른 요인에 있는지 전혀 알 수 없다. 적어도 이러한 연구를 당질 제한식과 동맥경화의 관계를 검토하려는 연구로 생각하는 것은 불가능하다.

만약 동맥경화의 위험이 있다는 근거로 삼고 싶다면, 같은 동물실험을 메티오닌 결핍이 없고 3대 영양소의 균형 비율만 차이가 나는 조건하에서 수행해 같은 결과를 얻어야 한다. 물론 이러한 동물실험이나 연구결과는 어디에도 발표되지 않았다.

2011년도 〈암 연구〉에 생쥐를 이용한 당질 제한식의 실험결과가 실렸는데, 암세포를 이식한 생쥐에 당질 제한식을 실행한 결과 암 성장이 억제되었다는 결론을 얻었다고 한다(Cancer Res 2011, 71, 4484).

이 경우도 생쥐에 대해 당질 제한식을 실험한 것이므로 연구자에게 직접 메일을 보내 문의를 해보았는데, 동맥경화의 촉진은 확인할 수 없었다는 답신이 돌아왔다. 물론 이 실험에서 생쥐에게 수행한 당질 제한식은 메티오닌이 포함된 일반적인 것이었다.

이 연구를 통해서도 당질 제한식이 동맥경화를 촉진한다는 주장에는 과학적인 근거가 없음을 알 수 있다. 즉 메티오닌을 결핍시킨 당질 제한식으로 얻은 결과는 당질 제한식 자체가 동맥경화를 촉진시킨다는 가설의 과학적 근거가 될 수 없다.

오히려 합리적인 이유도 없이 일부러 자연스럽지 못한 식사를 준비해 연구를 수행한 것을 보면, 당질 제한식이 동맥경화를 촉진한다는 것을 증명하기 위해서는 이렇게까지 해야 한다는 것을 보여주는 것 같다. 즉 당질 제한식 자체는 'ApoE 유전자 결손 생쥐'라는 특수한 생쥐에 대해서조차 동맥경화를 촉진시키기 힘든 것이다.

다음으로 검토할 연구도 당질 제한식이 동맥경화의 위험을 증가시킬 가능성이 있다고 결론을 내리고 있는데, 이 결론을 내리는 방식이 상당히 비과학적이다. 2009년 〈당뇨병〉에 실린 연구로 동물이 아닌 인간에 관한 데이터다(Diabetes 2009, 58, 2741).

탄수화물의 비율이 20%와 60%인 두 종류의 칼로리 제한식을 각각의 그룹에 실행한 결과, 20%로 제한한 그룹이 동맥경화의 지표인 AI(Augmentation Index)를 유의미하지는 않지만 증가시켜 혈관에 부담을 주는 작용이 나타났다고 결론내리고 있다.

여기서 20% 그룹이 당질 제한식, 60% 그룹이 지방을 제한한 칼로리 제한식이라 생각할 수 있다. 이 결론만 보면 당질 제한식은 동맥경화 위험을 증가시키는 것처럼 보인다. 하지만 내용을 검토해보면 수치의 평가가 이상하다. 지표의 수치에서는 당질 제한식에 의해 12.3에서 14.5로 확실히 늘었다. 그러나 실험에 참가한 사람의 수가 불과 12명뿐이고, 수치를 과학연구에서 이용할 수 있는 통계학으로 제대로 처리해서 해석하면, '유의미하지는 않지만 증가시켰다'는 수치가 아니라 의미를 찾을 수 없는 중립적인 범위 수준이다.

유의미인지 아닌지를 판단하기 위한 기준수치를 p수치라고 부른다. 일반적으로 p수치가 0.05 미만이면 의미가 있다고 보는데, p수치가 0.05 미만인 경우 이러한 현상이 우연히 발생할 가능성은 5% 이하이며, 이 현상은 우연히 발생한 것이 아니라 일어나야 하기 때문에 일어난 것이라고 해석한다.

이 논문에서 당질 제한식의 AI 수치 변화에 관한 p수치는 0.32다.

32%의 확률로 우연히 일어난 것으로, 이것으로는 악화시켰다고 판단하기에 무리가 있다. 그런데도 '유의미하지는 않지만 증가시켰다'고 결론내리는 것은 과학적인 태도가 아니다.

게다가 중성지방 수치는 당질 제한식 그룹이 141에서 81로 떨어졌다. 이것은 통계학적으로 해석해도 유의미하다고 본다(p수치는 0.01 미만). 한편 지방을 제한한 식사 그룹은 137에서 127로 떨어졌는데, 이것은 유의미하지 않다(p수치는 0.44).

즉 과학적인 태도로 해석하면 당질 제한식만이 중성지방을 감소시켰다고 할 수 있다.

또한 HDL 콜레스테롤의 경우 당질 제한식 그룹은 통계학적으로 유의미할 정도로 증가하지 않았지만, 지방을 제한하는 식사 그룹에서는 유의미하게 떨어졌다(p수치 0.01 미만). HDL 콜레스테롤은 좋은 콜레스테롤이므로 동맥경화에 대한 예방인자라 할 수 있다. 따라서 지방을 제한한 식사만이 지방 상태를 악화시킨 것이다.

이상을 종합해서 과학적 태도로 평가하면 다음과 같다.

"동맥경화의 위험에 대해서는 지방을 제한한 식사에서는 악화된 측면이 존재하지만, 당질 제한식에서는 개선된 측면은 있어도 악화된 측면은 없다."

그런데도 통계학적인 상식을 무시하고 당질 제한식이 동맥경화에 대해 '유의미하지는 않지만 악화시켰다'고 평가하는 것은 명백히 이상한 일이다.

과학적으로 비상식적인 결론을 어떻게 버젓이 내릴 수 있는지 의

아했으나, 논문을 잘 살펴보니 첫 페이지에 이렇게 쓰여 있었다.

"이 논문은 광고로 표시되어야 한다."

어떤 광고인지 명시되어 있지는 않았다. 그러나 어쩐지 이 논문이 과학적인 해석을 하지 않은 이유를 알 수 있을 것 같았다. 광고주의 의향이 어떤 식으로 이 논문의 결론에 나타나 있는지 확실히 알 수는 없지만, 정당한 과학적 태도를 상실한 이 논문을 근거로 당질 제한식을 비판하는 것은 옳지 못하다고 생각한다.

의문 3 비과학적으로 결론내리고 있다
— 암이 늘어난다는 비판에 대해

당질 제한식을 하면 암이 늘어난다는 주장을 하는 사람들도 있다. 이러한 주장의 근거로 드는 것은 〈내과학회보〉에 게재된 당질 섭취 비율과 사망률의 관계를 검토한 논문이다(Ann Intern Med 2010, 153, 289).

이 논문은 당질 섭취 비율이 낮은 그룹이 사망률이 높고 특히 동맥경화증이나 암에 의한 사망률이 높다고 해석되는 경우가 많다. 그러나 논문을 제대로 읽어보면 이러한 현상이 나타나는 것은 당질 섭취가 줄어든 대신 동물성 식품의 섭취가 늘어난 사람들에게 한정되어 있다. 식물성 식품의 섭취가 많은 경우에는 당질 섭취 비율이 낮은 그룹이 오히려 사망률이 낮고 동맥경화증도 적게 나타나며, 암에 대해서는 어떤 악영향도 나타나지 않았다고 명시되어 있다.

또한 언제나 문제가 되는 것이지만, 이 연구에서 번스타인의 정의를 충족시키는 당질 제한식은 다뤄지지 않았다. 즉 논문의 저자들은 당질의 양을 당질 제한식이 되지 않을 정도로만 줄였을 때, 줄어든 양을 동물성 식품만으로 충당할 경우 암이 증가할 가능성이 있다고 설명하고 있을 뿐이다. 식물성 식품으로 충당한다면 암은 전혀 문제가 되지 않으며, 이보다 더 중요한 사망률은 오히려 감소할 가능성이 있다고 말하는 것이다.

탁상공론식으로 말한다면 이론적으로는 당질 제한식은 암을 예방한다고 할 수 있다. 동물실험에서 증명되기도 했고 고인슐린혈증을 개선하기도 하기 때문이다.

안타깝게도 현 시점에서 암에 대한 당질 제한식의 효과가 임상실험에서 증명되지는 않았지만, 앞에서 이야기한 바와 같이 동물실험에서는 당질 제한식이 암의 발병이나 성장을 예방하는 역할을 했다는 연구결과가 있다(Cancer Res 2011, 71, 4484).

또한 4장에서 설명했듯이 당질 제한식은 고인슐린혈증을 개선(인슐린의 변동을 억제)시킬 수 있는데, 고인슐린혈증이 발암과 관련이 있다는 것은 다수의 관찰연구에서 증명된 바 있다(Int J Cancer 2007, 120, 2656. Int J Cancer 2007, 121, 368. Int J Cancer 2009, 125, 2704).

따라서 당질 제한식으로 고인슐린혈증이 개선되고 암 발생에 효과가 있다는 것은 충분히 예측 가능한 일이다.

의문 4 고당질이 필요하다는 근거가 없다
― 당질 섭취가 50% 이상이어야 한다는 비판에 대해

당질 제한식에 비판적인 사람들은, 인간은 일정량 이상의 당질을 식사로 섭취해야 한다고 생각하는 것 같다. 서양이라면 밀을 사용한 빵이나 파스타, 동양이라면 쌀로 지은 밥을 먹는 식사가 정상이며 이것을 전혀 먹지 않는 것은 이상하다고 생각하는 듯하다.

그러나 현재로는 당질을 먹지 않으면 건강에 문제가 생긴다고 생각할 과학적 근거는 없다. 반대로 국제식사에너지 컨설턴트그룹의 보고에는 "탄수화물(원어는 탄수화물이지만, 여기서는 당질로 생각해도 상관없다)의 이론적 최소 필요량은 0이다"라고 명시되어 있다(Eur J Clin Nutr 1999, 53, S177).

미국의 식사섭취기준에도 "탄수화물의 필요 최소량은 0이다"라고 나와 있다(DRI : Dietary Reference Intakes for Energy, Carbohydrate, Fiber, Fat, Fatty Acids, Cholesterol, Protein, and Amino Acids, Institute of Medicine of the National Academies, 2005, p.275).

일본의 경우 〈식사섭취기준〉에는 "소화성 탄수화물의 최소 필요량은 하루에 약 100g으로 추정된다. 그러나 이것은 절대적으로 필요한 최소량을 의미하는 것은 아니다. 간은 필요에 응해 근육에서 분비되는 젖산이나 아미노산, 지방조직에서 분비되는 글리세롤을 이용해 당생산을 하고 혈액 속에 포도당을 공급하기 때문이다"라고 설명하면서 최소 필요량을 100g 이하라고 명시하고 있다(〈식사섭취기준〉 p.109).

당질이 인간에게 절대적으로 필요하다고 생각하는 사람은 식사로 당질을 섭취하지 않으면 뇌가 활동하지 못한다고 착각하는데, 위의

자료를 보면 이것이 완전히 잘못된 생각임을 알 수 있다.

〈식사섭취기준〉에 명시되어 있듯이 식사로 당질을 전혀 섭취하지 못하더라도 혈당치가 0이 되는 일은 일어나지 않기 때문이다. 인간에게는 당신생(다른 종류의 화합물로부터 포도당 등의 당을 만드는 것)이라는 기능이 있어 식사로 당질을 섭취하지 않아도 단백질 등으로부터 혈당을 만들어낸다. 물론 뇌는 당질을 우선적으로 사용하지만, 이 정도 분량의 당질은 글리코겐 분해, 당신생으로 확보되기 때문에 식사로 섭취해야 하는 당질량은 이론적으로는 '0'으로 봐도 좋다.

마찬가지로 인체에는 당질이 꼭 필요한 장기나 세포가 있는데, 여기에 쓰이는 당질 역시 식사에 의존하지 않아도 당신생으로 충분히 충당할 수 있도록 되어 있다.

지금으로서는 식사로 섭취하는 당질이 반드시 필요하다는 과학적 근거는 전혀 없으며, 그 가능성을 암시해주는 사실도 발견되고 있지 않다.

즉 식사에 당질이 필요하다는 주장은 지금까지의 식습관에서 비롯된 착각에 지나지 않는다. 내가 당질 섭취량에 하한선(한 끼 20g 이상)을 설정한 것은 케톤 생산을 피하고자 하는 안전성에 대한 배려와 맛을 위해 필요한 최소량을 확보하고 싶다는 마음 때문이다.

당질 제한식을 비판하는 사람이 그다음으로 걱정하는 것은 고지방식에 대해서다. 당질이 인체에 반드시 필요한 것은 아니라 하더라도 당질을 줄이면 그 양만큼 지방 섭취량이 늘어나는데, 이 지방이 건강에 나쁘다는 것이다.

이 주장은 최근까지 상당히 끈질기게 영향력을 발휘했다. 동서양을 막론하고 식사로 섭취하는 지방은 건강에 나쁘다는 인식이 있어 사회적으로 감소시키려는 움직임이 계속되었다. 그러나 최근에 와서 지방을 줄여도 건강에 좋은 영향을 미치지는 않는다는 사실이 밝혀지고 있다.

2011년 미국심장병학회의 과학성명에는 지방 섭취를 소량으로 제한하는 것보다 어느 정도 유지해야 혈중 중성지방 수치가 좋아진다는 내용이 명시되어 있다(Circulation 2011, 123, 2292).

즉 당질 제한의 결과인 지방 섭취량 증가에 대해서도 걱정할 필요가 없거나 오히려 더 낫다고 생각할 수 있다.

의문 5 극단적인 당질 제한식이 문제라면 모든 당질 제한식이 문제인가
― 케톤 생산식이 위험하니 모든 당질 제한식이 위험하다는 비판에 대해

당질 제한식을 비판하는 사람들이 문제로 삼고 있고 나 자신도 안전성이 보장되어 있다고는 단언하지 못하는 것이 케톤 생산식이다. 당질 제한 비판에 대해 반론을 제기하기 전에 내가 생각하는 케톤 생산식의 문제점을 먼저 이야기해보겠다.

당질을 하루 50g 이하로 제한하면, 인체에 케톤체가 증가한다. 케톤체란 지방을 분해해서 얻는 물질로, 인체의 일상적인 에너지원이다. 즉 케톤체 자체는 인체에 흔하디 흔하게 존재하며 결코 위험한 물질이 아니라는 말이다.

하지만 앞에서 이야기했듯이 당뇨병 환자에게는 케톤체가 이상

증식하는 당뇨병성 케톤산증이라는 위험한 상태가 나타나는 경우도 있다. 이 때문에 당질 제한식을 비판하는 쪽에서는 케톤체 증가가 케톤산증으로 연결되는 것이라고 주장하는 것이다.

당질 제한식으로 당뇨병성 케톤산증을 일으켰다는 병례는 2건으로 각각 〈뉴잉글랜드 저널 오브 메디슨〉(N Engl J Med 2006, 354, 97)과 〈란셋〉(Lancet 2006, 367, 958)에 보고되어 있다. 이 2건은 모두 애트킨스 식사요법을 실행한 경우였다.

〈뉴잉글랜드 오브 메디슨〉에서는 같은 사람이 애트킨스 식사요법으로 감량을 하고 당뇨병성 케톤산증을 4회 반복해서 일으켰다. 애트킨스 식사요법이 당뇨병성 케톤산증의 발병에 관여하고 있는 것은 틀림없다고 본다.

물론 단 2명이 당뇨병성 케톤산증을 일으킨 것뿐이다. 애트킨스 식사요법은 수천만 명이 실행했는데 그중 2건에 불과하므로 그다지 걱정할 것은 못 된다고 할 수 있다.

케톤산증을 일으킨 사람의 유전적 특성 등에 주요 원인이 있을 수도 있지만, 이러한 병례 보고에는 유전적 체질에 대한 검토가 이루어지지 않았다. 즉 케톤 생산식을 실시했을 때 당뇨병성 케톤산증이 일어나는 일은 극히 드물며, 어떤 사람에게 케톤산증이 일어나는지는 지금으로서는 예측할 수가 없는 것이다.

참고로 케톤 생산식은 치료가 어려운 소아 간질발작의 치료법으로 널리 알려져 있는데, 의학적 근거를 신뢰할 수 있는 수준 높은 연구방법으로 그 치료효과가 증명되었다(Lancet Neurol 2008, 7, 500).

최근에 와서 케톤 생산식의 항간질 효과에 대한 메커니즘이 계속 밝혀지고 있어(JCI : J Clin Invest 2011, 121, 2679), 이후 더욱 안전성 높은 치료법으로 자리매김할지도 모른다. 그러나 현 시점에서는 충분히 주의를 기울여야 하는 치료법이라고 생각한다(Pediatr Neurol 2006, 35, 1).

그러면 이제부터 당질 제한 비판에 대해 반론해보고자 한다. 내가 당뇨병성 케톤산증에 관해 강조하고 싶은 것은 2건의 병례 보고가 모두 애트킨스 식사요법, 즉 케톤 생산 수준의 엄격한 당질 제한식을 한 경우였다는 점이다. 즉 당뇨병성 케톤산증은 아주 엄격한 당질 제한을 한 경우에만 일어났다.

당질 제한식을 비판하는 쪽의 주장을 이해하기 힘든 것은 "극단적인 당질 제한식에서는 당뇨병성 케톤산증 같은 문제가 일어날 수 있다. 따라서 (모든) 당질 제한식은 해서는 안 된다"는 논리 때문이다.

일반적인 당뇨병 치료식인 칼로리 제한식에는 칼로리 설정의 하한선이 있다. 표준체중 1kg당 25~30kcal라는 설정으로 무조건 30kcal 미만이라는 말이 아니다. 즉 기아에 가까운 초저칼로리 요법(VLCD : very low calory diet : 하루 칼로리가 800kcal 이하 또는 500kcal 이하)(Obesity 2006, 14, 1283)을 권장하는 것은 결코 아니다.

초저칼로리 요법은 엄중한 감독 하에서 실시하는 식사요법으로, 단기간에는 효과가 있어도 장기적으로는 지속하기가 어려워 효과가 약해지는 등 케톤 생산식과 아주 비슷한 부분이 있다.

"극단적인 당질 제한식이 문제이므로 모든 당질 제한식은 해서는 안 된다"고 주장하는 사람들이 "초저칼로리 요법은 문제가 있으므로 모든 칼로리 제한식은 해서는 안 된다"고 주장한다면 이해할 수 있지만, 그들은 이런 식으로 말하지 않는다.

이러한 비판을 하는 사람들은 칼로리 제한식의 경우에는 하한선을 설정해 초저칼로리 요법의 유해 작용에 대한 우려를 비켜가면서, 케톤 생산이 발생하지 않는 수준의 가벼운 당질 제한식에 대해서는 케톤 생산식의 유해 작용으로 비판하는 것이다. 이것은 공정하지 않다.

번스타인의 '하루 당질량 130g 이내'라는 정의에서 상한선에 가까운 당질 제한식을 하는 경우 당뇨병성 케톤산증이 일어날 위험은 없다. 따라서 당뇨병성 케톤산증을 가벼운 당질 제한식의 비판 근거로 삼는 것은 부적절하고 생각한다.

하루 당질량 130g 이하 50g 이상의 당질 제한식에서 당뇨병성 케톤산증은 일어나지 않는다.

이것이 케톤체 문제에 대한 내 생각이다.

권위 있는 연구는
당질 제한식을 지지한다

지금까지 설명했듯이 당질 제한식을 비판하는 사람의 논점은 4가지가 있다.

첫 번째 논점은 효과가 없다는 것이다.

과학적 근거로 신뢰도가 높은 것은 관찰연구보다 개입연구인데, 이 장의 서두에서 살펴본 것처럼 효과가 없다고 결론 내린 개입연구는 전부 번스타인이 정의하는 '하루 당질량 130g 이내'를 충족시키지 못해 비판의 근거가 되지 못하는 것들이다.

한편 매우 과학적이고 신뢰도 높은 무작위 비교시험 방식에서는 하루 120g의 당질 섭취가 칼로리 제한식보다 감량과 혈당 개선에 효과가 있었음을 보여주었다(N Engl J Med 2008, 359, 229).

따라서 당질 제한식에 효과가 없다는 비판에는 과학적 근거가 없다고 생각한다.

두 번째 논점은 동맥경화증이나 암 같은 유해 작용이 있다는 점이다.

이 점에 대해서도 앞에서 설명했듯이 동맥경화증이나 발암을 촉진했다는 연구는 전부 억지 해석이거나 적어도 식물성 식품을 섭취하면 문제가 없음을 나타내므로, 당질 제한식의 비판 근거가 되지 못한다.

세상에는 "확실히 현 시점에서는 당질 제한식이 동맥경화증이나 암에 악영향을 미친다고는 확정할 수 없으나, 이러한 영향은 장기적인 것으로 더 오랜 기간 관찰한 임상실험이 필요하다. 당질 제한식의 안전성이 확립된 것은 아니다. 그때까지는 당질 제한식을 실시해서는 안 된다"는 의견을 갖고 있는 사람도 있다.

그러나 이러한 사람들은 칼로리 제한식의 장기적인 안전성을 증명한 연구보고도 세상에 존재하지 않는다는 것을 무시하는 듯하다. 좀 더 공평하고 공정한 시선으로 치료법을 바라보아야 할 것이다.

또한 최근에는 어떤 종류의 당뇨병 치료약이 암을 증가시킨다는 보고가 있었다. 어떤 종류의 주사약은 암 전체를 증가시키고 어떤 종류의 내복약은 방광암을 증가시키는 등 여러 가지 보고가 있다. 반면에 이러한 연구는 반드시 반증도 존재하며, 일반적으로는 당뇨병 자체가 암을 증가시킨다고 생각하고 있다(Diabetes Care 2010, 33, 1674).

그러나 이러한 보고가 있다는 것은 대부분의 치료약이 안전성이라는 측면에서 보장되지 않은 치료법이라는 것을 의미한다. 명확한 치료 상의 이점이 잠재적인 단점을 크게 웃돈다고 생각하기 때문에 이러한 치료약이 임상에서 넓게 사용되고 있는 것이다.

"장기간의 안전성이 확립될 때까지 체중 감량이나 혈당 관리에 아무리 효과가 있어도 당질 제한식을 시행해서는 안 된다"는 사람들이 이처럼 역사가 짧은 약을 보통 의사들처럼 처방하는 모습을 보면 참으로 희한하다는 생각이 든다.

세 번째 논점은 3대 영양소의 균형이 나쁘다는 점이다.

앞에서 이미 설명했듯이 국제식사에너지 컨설턴트그룹(Eur J Clin Nutr 1999, 53, S177)도, 미국의학협회(DRI : Dietary Reference Intakes for Energy, Carbohydrate, Fiber, Fat, Fatty Acids, Cholesterol, Protein, and Amino Acids, Institute of Medicine of the National Academies, 2005, p.275)도, 일본의 후생노동성(《식사섭취기준》 p.109)도 당질 섭취량이 전체의 50% 이상이어야 한다고는 주장하지 않는다. 하나도 섭취하지 않아도 되거나 100g 이하(400kcal 이하이므로 하루 2,000kcal 섭취한다고 하면 20% 이하)로 좋다고 명시하고 있다.

하지만 일반적으로는 당질을 50~60% 섭취하는 것이 좋다고 생각한다. 물론 그런 내용도 이러한 책에 나와 있다. 즉 하루에 필요한 에너지에서 단백질이나 지방으로 최소한 섭취해야 하는 양에 플러스 알파를 한 에너지를 빼면 당질로 섭취해야 하는 에너지의 양이 구해진다고 생각하는 경우, 당질이 50~60%가 된다는 내용이다(다음 쪽 그림의 ① 참조).

원래의 에너지 섭취량이 당뇨병 치료를 위해 낮게 설정된 경우,

여기에서 단백질이나 지방으로 최소한 섭취해야 하는 양에 플러스 알파를 한 에너지를 빼면 당질이 50~60%가 된다는 말이 아니다(아래 그림의 ② 참조).

그리고 미국의학협회는 단백질, 지방 모두 최대 내용량(이 이상 섭취하면 안 된다는 양)은 설정할 수 없다고 명시하고 있다. 원래 단백질이나 지방을 최소한으로 억제해야만 하는 이유는 전혀 없다. 이런 의미에서 현재 이상적으로 보고 있는 3대 영양소 비율의 개념에는 근거가 없다고 할 수 있다.

네 번째 논점은 당뇨병성 케톤산증이다. 애트킨스 식사요법에서는 불과 2건이기는 하지만 이 증상이 일어났다는 보고가 있었으므

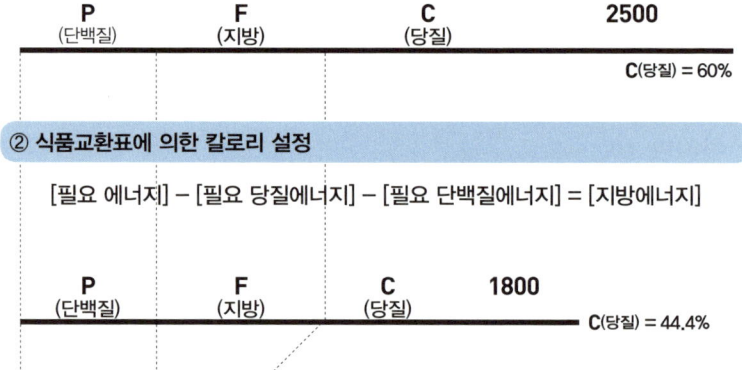

식품교환표에 의한 칼로리 설정을 지키면서 〈식사섭취기준〉에서 권고한 P(단백질)와 F(지방)를 섭취한다고 하면, C(당질)는 44.4%가 된다.
C(당질)를 50~60%로 하고 필요한 P(단백질)를 섭취하는 경우, 필요한 F(지방) 에너지는 섭취할 수 있는가?

로, 케톤 생산식처럼 엄격한 당질 제한식에 위험성이 존재할 가능성은 부정할 수 없다. 그러나 케톤 생산이 일어나지 않을 정도의 가벼운 당질 제한식에서는 이 비판이 적용되지 않는다고 할 수 있다.

이상으로 당질 제한식을 비판하는 4가지 논점에 대해 근거로 제시되는 연구 등을 살펴보았다. 비판의 근거가 되는 연구는 모두 신뢰도에 문제가 있었다. 반면에 비판을 부정하는 연구는 과학적인 신뢰도가 높다.

결론을 내리자면 지금으로서는 가벼운 당질 제한식(좁은 의미의 당질 제한식)에 대해 과학적 근거를 갖춘 비판은 없다고 할 수 있다. 현재의 과학적 근거로 볼 때 가벼운 당질 제한식은 효과적이고 안전한 식사요법이라고 할 수 있다.

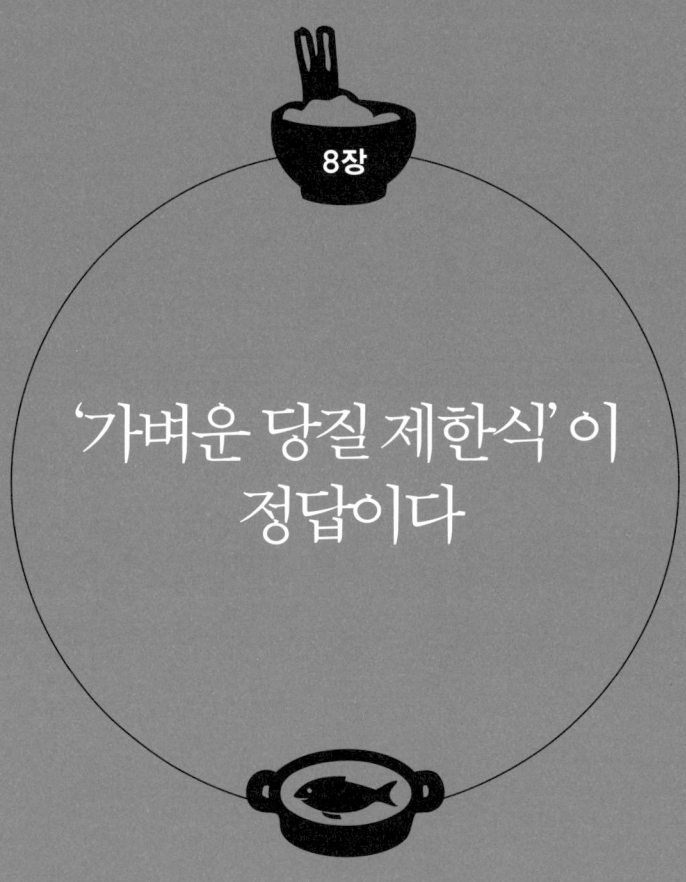

8장

'가벼운 당질 제한식'이 정답이다

식당은 건강에 신경 쓰고 있다

우리는 미슐랭가이드에 나와 있는 국내 식당에 대해 '당뇨병식을 준비하고 있습니까?'라는 설문조사를 실시하고 있다. 미슐랭가이드는 세계적으로 유명한 맛집 가이드로, 여기에 이름이 오른 식당이 어느 정도 당뇨병에 대한 준비를 하고 있는지 조사하면, 당뇨병 대책의 실태를 외식이라는 측면에서 알아볼 수 있다고 생각했기 때문이다.

또한 이러한 조사를 실시함으로써 외식업계에 당뇨병 대책을 생각할 기회를 줄 수 있다는 점도 기대하고 있다.

이 조사는 2008년부터 시작했는데, 첫해는 전체 150개 식당 가운데 50군데에서 회답을 받았고 이 중에서 '당뇨병 환자용 메뉴가 준비되어 있다'고 대답한 식당은 10곳이었다. 그러나 실제 요리를 조사해보니 대부분 채소 중심의 메뉴에 불과해 당뇨병식이라 할 수 있는 수준은 아니었다.

이것을 식당 쪽에 지적했더니 다음해에 당뇨병식이 준비되어 있다고 대답한 곳은 회답을 한 53점포 가운데 2군데뿐이었다. 즉 이 단계에서는 아직 외식업계에 당뇨병 치료식에 대한 올바른 이해가 부족했음을 알 수 있다.

그런데 2010년도가 되자 당뇨병식을 준비한 식당이 7개로 늘어났고 현재 준비 중인 곳까지 포함하면 40개 가까이 되었다.

이 설문조사에서 당뇨병식을 준비하는 식당 수가 늘고 있는 것을 보면, 식당 쪽이 당뇨병 환자가 증가하는 것에 대해 무언가 하지 않으면 안 되겠다는 의식을 갖게 된 것으로 생각된다.

실제로 식당에서 이야기를 나눠보면 다들 당뇨병에 대한 관심이 아주 높았다. 이런 말을 하는 주방장이나 매니저도 상당히 많았다.

"요즘 당뇨병이 아주 흔하다죠. 우리 손님들 중에도 이런 분이 많습니다. 그분들께 뭐라도 도움이 되고 싶지만 어떻게 해야 좋을지 모르겠어요. 가르쳐주십시오."

우리가 당뇨병 치료식에 대해 설명을 하고 가벼운 당질 제한식이라면 안심하고 맛있게 배부를 때까지 먹을 수 있다고 하면 다들 열심히 들어준다.

당뇨병식에 대해 이해하고 나자 과연 전문가답게 번스타인의 정의를 만족하는 당질량으로 훌륭한 풀코스를 준비해주었다. 마지막에는 인공감미료나 당알코올을 사용한 디저트까지 나왔다. 어떤 식당에서는 총칼로리가 한 끼에 1,300kcal나 되지만 당질량은 25g밖에 되지 않는 풀코스를 준비해주었다.

당뇨병이 계속 늘어만 가니 외식산업을 하는 사람들도 대책을 세워야겠다는 생각을 하게 된다. 요리를 하는 사람들은 자신이 만든 식사로 손님의 당뇨병이 악화되는 것이 아니라, 당뇨병 환자도 안심하고 만족할 수 있는 요리를 만들고 싶다고 생각한다.

요즘에는 당뇨병이나 대사증후군을 갖고 있는 사람이 늘고 있고, 다이어트가 필요하다고 생각하는 사람도 많아 당뇨병 치료식에 대한 잠재적 수요는 높다고 생각된다. 하지만 외식산업에서 당뇨병식을 시행하기에는 어려운 점이 많다.

그러나 실제로 요리를 만드는 사람들에게 당뇨병 대책이나 사회공헌에 대한 의욕이 있기 때문에, 앞으로 당뇨병 치료에 종사하는 사람들이 적극적으로 당질 제한식의 지식을 보급한다면 이러한 식사를 준비하는 식당이 급속도로 늘어날 것이다.

사실 이 설문조사는 당초 "의학연구로서는 지나치게 경박하다"는 비판을 받았다. 그러나 은사인 도쿄도제생회 중앙병원 당뇨병임상연구센터장 아쓰미 요시히토 선생이 "당뇨병 환자의 사회생활을 생각해야 진정한 당뇨병 치료지. 이 연구는 그러한 점에 초점을 맞추고 있으니 경박하다고 부끄러워할 것 없네. 이 연구는 계속 추진되어야 하네"라고 격려해주었다. 그 덕분에 포기하지 않고 계속 진행할 수 있었다.

아쓰미 선생은 제 55회 일본당뇨병학회장으로 당시 슬로건은 'Dreams Come True(꿈은 이루어진다)'였다. 당뇨병 환자가 맛있는 식사로 행복을 느끼면서 당뇨병 치료를 할 수 있는 것 역시 하나의 'Dreams Come True'가 아닐까 한다.

당질 제한식은
술자리나 회식에 적합하다

 당연한 말이지만 당뇨병 치료식은 매끼 식사 때마다 실행하는 것이 바람직하다. 그러나 현실에서는 치료식을 실행하기가 어려운 경우도 있다.

 회사 생활에서는 술자리나 회식이 중요한 업무 가운데 하나이기도 하다. 하지만 지금까지의 당뇨병 치료식은 칼로리를 제한해야 했기 때문에 이런 자리에서 치료식을 실행하기란 여간 어려운 일이 아니었다.

 섭취하는 칼로리를 줄여야 하지만 실제로는 그렇게 되지 않는다. 자신이 대접을 해야 하는 중요한 자리라면 더 더욱 그렇다. 따라서 당뇨병에 나쁘다고 생각하면서도 이런 자리에서는 나오는 대로 먹어치우게 되고 결국 칼로리 과잉이 되는 것이다.

대접을 받는 입장에서도 마찬가지다. 양을 줄여야 하지만 그런 말을 꺼내기가 쉽지 않고 나온 요리를 남기는 것도 실례다. 칼로리가 초과되는 것을 알지만 전부 먹을 수밖에 없다.

즉 당뇨병 치료식이 칼로리 제한식뿐이라면 대접을 하는 경우나 받는 경우 모두 몸에 나쁘다고 생각하면서도 전부 먹을 수밖에 없다. 식당에서도 손님 몸에 나쁠지도 모른다고 생각하면서 요리를 내놓게 되는 것이다.

이렇게 몸에 나쁜 것을 알면서도 억지로 무리를 하게 되는 것은 이런 자리에서는 상대방에게 맞추는 것이 상식이기 때문이다. 한쪽이 건강한 사람이고 다른 한쪽이 당뇨병을 갖고 있다면, 당뇨병인 사람이 아무래도 건강한 사람의 식사에 맞추게 된다.

칼로리 제한식이라면 당뇨병인 사람과 건강한 사람이 같은 식사를 할 수 없다. 식사 내용은 물론 양도 다르기 때문이다. 그러면 같이 식사를 하는 자리에서는 칼로리 제한식을 실행할 수가 없게 된다.

하지만 당질 제한식이라면 이러한 문제가 없다. 왜냐하면 당질 제한식은 식사량에 제한이 없어 당뇨병인 사람도 건강한 사람도 같은 양을 먹을 수 있기 때문이다. 당질 제한식은 음식을 남김없이 먹어도 당뇨병이 있는 사람의 건강에 악영향을 미치지 않는다.

게다가 칼로리 제한식과 달리 먹을 수 있는 식품의 제한이 적고 지방이나 단백질은 자유롭게 먹을 수 있으므로 기름을 사용한 요리나 육류, 생선 등도 즐길 수 있다. 물론 상대방도 만족하고, 요리를 준비하는 식당에서도 안심하고 내놓을 수 있다.

이처럼 당질 제한식은 직장인에게 중요한 술자리나 회식에 적합한 치료식이다.

당질 제한식이라면 '당뇨병 경찰'도 필요 없다

당뇨병 치료식이 칼로리 제한식인 경우 가정에서도 같은 문제가 일어난다.

당뇨병 환자가 있는 집에서는 이런 말이 자주 나온다.

"참아야지."

"더 이상 먹으면 안 돼요."

"이건 왜 먹는 거야?"

당뇨병 환자가 있는 가정에서는 환자의 식사를 감시하는 사람이 생기기 마련이다. 일반적으로 이런 역할을 하는 가족 구성원을 '당뇨병 경찰'이라고 부른다.

칼로리 제한식은 식사량이 적고 먹을 수 있는 식품의 종류가 한정되어 있다는 단점 때문에 환자와 다른 식구들의 식단에 차이가 나게 된다. 따라서 환자는 다른 사람이 먹는 것을 보고 유혹에 쉽게 넘어가게 되는데, 이를 막기 위해 가족 중에 '당뇨병 경찰'이 출현하게 되는 것이다. 물론 환자의 건강을 위하는 마음으로 감시를 하는 것이지만, 환자 본인에게는 엄청난 스트레스가 아닐 수 없다.

"아버지는 당뇨병이 있으니 할 수 없잖아……"

이렇게 생각하면서 환자에게만 다른 메뉴를 강요하게 되고, 이것이 환자에게 악영향을 주는 것이다.

또한 환자와 다른 식구들의 메뉴가 다르니 외식을 할 때도 함께하기 어렵다. 주말이나 휴일에 온 가족이 함께 외출을 해도 식사 때가 되면 메뉴를 고르다가 그냥 집으로 돌아오게 된다.

이처럼 당뇨병식이 칼로리 제한식이면 가정생활에 큰 지장을 주는 경우도 많다.

하지만 당질 제한식을 하게 되면 이런 문제가 사라진다. 가벼운 당질 제한식의 경우 주식을 줄이기만 하면 되므로 기본적인 메뉴는 같다. 환자에게 소식을 강요할 필요도 없고, 육류나 생선 요리처럼 맛있는 것을 배부르게 먹을 수도 있다. 외식도 주식만 조금 남기면 똑같이 먹을 수 있다. 가족이 함께 식사를 즐길 수 있는 것이다.

식사를 준비하는 사람으로서도 칼로리 제한식보다는 당질 제한식이 훨씬 편하다. 칼로리 제한식은 매끼마다 칼로리를 계산해야 하므로 식사를 준비하는 사람에게는 여간 부담스러운 일이 아니다. 하지만 당질 제한식의 경우 주의를 기울여야 하는 것은 전분과 단맛이 나는 식품뿐이므로, 요리를 하는 것이 그렇게 힘들지 않다.

게다가 당질 제한식은 환자뿐만이 아니라 가족의 건강에도 좋은 영향을 미친다. 예를 들어 아버지가 당뇨병이 있어 가족 전체가 가벼운 당질 제한식을 하는 경우, 체중 감량에 신경을 쓰는 딸이나 엄마도 덩달아 다이어트 효과를 볼 수 있다.

단, 6장에서 설명했듯이 아이들의 경우 당질 제한식을 지속하는 것이 좋은지 아닌지 아직 과학적으로 증명되지 않았다. 소아의 난치성 간질에 케톤 생산식을 이용하는 경우 발육에 영향을 미치지 않는다는 것은 밝혀졌으므로, 몇 년 단위라면 괜찮다고 본다. 그러나 좀 더 장기간에 걸쳐 케톤 생산식을 실행한 경우 스트레스 같은 정신적인 영향이 나타날 가능성도 있다. 충분히 주의하면서 효과를 관찰해야 할 것이다.

하지만 최근 아이들에게 2형 당뇨병이 늘고 있는 것을 생각하면, 어느 정도는 당질을 제한하는 것이 좋을 것이라고 생각한다. 요즘 아이들의 식생활이 그렇듯 당질이 많은 간식을 무절제하게 먹는 것보다는 당질을 줄인 디저트가 2형 당뇨병을 예방하는 데 도움이 될 것이다.

내가 강조하고 싶은 것은 당뇨병 환자가 있는 가정에서는 아이들의 당뇨병 예방이 특히 중요하다는 점이다. 당뇨병은 유전적인 요인에 의해 발병하기 쉬운 병이다. 부모에게 당뇨병이 있는 경우 아이들이 그 요인을 유전적으로 이어받았을 가능성이 있으므로 예방조치를 하는 것이 매우 중요하다.

가정에서 가벼운 당질 제한식을 하게 되면 가족이 함께 같은 식사를 즐길 수 있어 환자도 스트레스를 받지 않고, 아이들은 2형 당뇨병을 예방할 수 있다.

미국당뇨병학회도
당질 제한식을 인정했다

 나는 당질 제한식이 빨리 우리 사회 전체에 폭넓게 보급되어야 한다고 생각하고 있다. 당질 제한식은 대사증후군이나 당뇨병 치료식으로는 물론 당뇨병 발병을 예방하는 데도 효과가 있기 때문이다.
 식사로 섭취하는 당질량이 많으면 그만큼 많은 인슐린을 추가로 분비해야 하므로 비만이나 당뇨도 발병을 촉진한다. 따라서 당질을 제한하면 비만과 당뇨도 예방이 된다.
 당뇨병이나 비만을 예방하면 사회 전체의 의료비가 감소하게 되고, 병 때문에 사회에서 낙오되는 것도 막을 수 있으므로 생활보호를 받아야 하는 비율도 줄일 수 있다.
 사회 전체의 경제적 효과 측면에서도 당뇨병이나 생활습관병을 예방하는 당질 제한식을 넓게 보급하는 것이 바람직하다.

현재 미국에서는 당질 제한식이 순조롭게 보급되고 있다. 미국당뇨병학회에서는 2008년에 이미 당질 제한식을 치료 가이드라인으로 인정한 상태다.

사실 미국당뇨병학회도 지금의 일본당뇨병학회와 마찬가지로 당질 제한식에 대해 계속 부정적인 입장이었다. 2007년까지는 "하루 130g 이하로 탄수화물을 제한하는 것은 당뇨병 치료에서 권장되지 않는다"고 분명하게 밝히고 있었다.

다만 이 가이드라인의 근거수준은 E(전문가의 합의 수준)였다. 근거수준은 A가 가장 높은 단계로 명확한 과학적 근거가 있음을 나타낸다. 따라서 이 가이드라인에서 근거수준을 E라고 기재한 것은 명시한 내용에 과학적 근거가 없음을 스스로 인정한 것이다.

이러한 부정적 태도는 2008년도 판 가이드라인부터 크게 바뀌었다.

2008년 〈당뇨병 치료〉 31권의 S61에는 '미국당뇨병학회의 영양 권고'가 실려 있다. 영양에 관한 미국당뇨병학회의 입장을 서술한 성명은 이 논문이 가장 최근이므로, 영양에 관한 최신판 기본 권고라 할 수 있다(Diabetes Care 2008, 31, S61).

내용을 살펴보면 "비만, 과체중 당뇨병, 또는 당뇨병 위험인자가 있는 사람은 체중 감량이 권장된다. 그리고 감량에 대해서는 당질 제한도 칼로리 제한도 단기적으로는 효과가 있을 것으로 본다"고 적혀 있다. 이 권고의 근거수준은 A, 즉 명확한 과학적 근거가 있다는 말이다. 단, 이 시기의 권고에서는 유효기간을 1년까지로 하고 있다.

기본권고가 바뀌었기 때문에 다음 해인 2009년도 판 가이드라인에서도 같은 문장이 기재되었다. 즉 2007년까지는 당질 제한식을 '하지 않는 편이 좋다'고 권고했으나, 2008년부터는 "해도 좋다. 적어도 칼로리 제한식과 같은 정도의 체중 감소 효과가 있다"는 태도로 바뀐 것이다.

게다가 2011년도 판에서는 당질 제한식의 유효기간이 1년에서 2년으로 연장되었다.

이상을 정리하면 다음과 같다.

당질 제한식은 체중 감소 효과에 대해 적어도 2년간은 유효하며, 여기에는 명확한 과학적 근거가 있다.

이것이 현재 미국당뇨병학회의 인식으로, 당질 제한식의 체중 감소 효과를 정식으로 인정한 것이다.

그렇다면 미국당뇨병학회는 혈당치 관리에 대해서는 어떻게 생각하고 있을까? 실은 당질 제한식도 칼로리 제한식도 권하고 있지 않다.

다만 "혈당을 관리하는 데는 탄수화물에 주목하는 것이 중요하다"고 적고 있다. "탄수화물의 양을 관리하는 것도 좋고 탄수화물을 다른 영양소로 교환하는 것도 좋다"는 표현이다. 어디에서도 당질 제한이라는 말은 사용하고 있지 않지만, 당뇨병 치료식 가운데 '탄수화물에 주목'하는 것은 당질 관리식이나 당질 제한식이다. 즉 명확히는 적고 있지 않지만 사실상 혈당 관리에 관해서도 당질 제한식을 인정하고 있다는 해석이 가능하다.

반면 칼로리 제한에 대해서는 전혀 기재되어 있지 않다. 칼로리를 제한해야 한다거나 칼로리 제한이 효과적이라는 표현은 어디에도 없다.

미국당뇨병학회의 가이드라인은 '의료의 실천적 권고'라는 표현을 쓰고 있다. 혈당 관리에 대해 칼로리 제한식이라는 말을 쓰지 않았던 것은 칼로리 제한은 비만을 해소하기 위한 일시적 치료법으로는 유효하지만, 당뇨병 치료를 위한 평생 치료법으로는 '실천적이지 않다'고 판단한 것으로 생각한다.

참고로 유럽당뇨병학회의 오래된 영양권고에는 비만·과체중이 아닌 사람에게는 에너지설정을 할 필요가 없다는 내용이 명시되어 있다(Nutr Metab Cardiovasc Dis 2004, 14, 373).

현재 미국당뇨병학회의 견해를 정리하면 다음과 같다.

혈당관리에 대한 당질 제한식의 효과를 사실상 인정하며, 칼로리 제한식은 평생 실행해야 할 치료법으로는 실천적이지 않다.

이처럼 미국에서는 당질 제한식을 인정하는 쪽으로 방향을 크게 틀어 널리 보급 중이다. 우리 사회에서도 되도록 빨리 당질 제한식을 공식적으로 인정해 생활 속에 자연스럽게 자리 잡길 바란다.

당뇨병 치료식은
유연하게 생각해야 한다

 당질 제한식은 칼로리 제한식을 대신하는 당뇨병식이라는 점에서 볼 때 임상적인 유효성이 상당히 확립된 상태다. 다만 당질량의 설정법이 그다지 과학적이지 않아 불충분한 당질 제한으로 여러 가지 오해가 발행하고 있는데, 하루 130g 이하로 당질을 제한하면 혈당치 관리, 체중 감량에 확실하게 효과가 나타난다.

 지속 가능성은 당질량이 하루 50g 이하인 케톤 생산식 수준에서는 상당히 떨어지지만, 하루 130g 이하(한 끼 20~40g)의 당질 제한식이라면 매우 높아질 것이다. 지속 가능성은 당질 제한을 어느 정도 수준으로 설정하는가에 따라 달라질 것이다.

 절대적인 치료식이라는 것은 존재하지 않는다. 칼로리 제한식이든 당질 제한식이든 환자의 사정에 맞게 유연하게 선택하는 것이 좋다고 본다.

만약 환자가 지속할 수 있다면 칼로리 제한식도 좋은 치료법이다. 많은 당뇨병 전문의들이 지금까지 지도해온 식사법이므로, 환자가 계속해나간다면 체중 감소에서든 혈당 관리에서든 효과가 나타날 것이다. 또한 칼로리 제한으로 수명을 연장하는 효과도 기대할 수 있다.

따라서 의사가 환자에게 식사를 지도할 때는 칼로리 제한식으로 먼저 시작해도 좋다고 본다. 환자가 칼로리 제한식을 지속할 수 있다면 그대로 가면 된다.

하지만 칼로리 제한식을 지도해도 지속하지 못하는 사람이 있다. 이런 경우 또다시 칼로리 제한식을 지도하면, 환자는 기가 죽어 '나는 잘할 수 있다'는 자기효력감이 떨어질 수 있다. 이처럼 칼로리 제한식을 지속하지 못하는 환자에게는 또 다른 선택지인 당질 제한식을 권하는 편이 좋다고 생각한다.

즉 치료법에 대해 너무 엄격하게 생각할 것 없이 유연한 태도로 지도하는 것이 현실적이다.

식습관은 개인의 생활양식에 따라 천차만별이다. 평생 지속할 수 있고 당뇨병에도 효과가 있는 식사법을 찾으려면, 환자 개개인의 생활양식에 맞게 치료식 개념에도 유연성을 가져야 할 것이다. 극단적으로 아침과 점심은 칼로리 제한식, 저녁은 당질 제한식을 하겠다고 하더라도 적극적인 지지를 보내는 것이 좋다.

예를 들어 요즘에는 아침, 점심은 거르거나 메밀국수 등으로 가볍게 때우고 저녁을 아주 푸짐하게 먹는 사람이 많다. 이 경우 아침과 점심은 칼로리 제한식이 되는 셈이므로, 배불리 먹는 저녁만 당질 제한식으로 바꾸면 당뇨병 치료식의 효과를 꽤 볼 수 있을 것으로 생각된다.

아침은 굶고 점심은 메밀국수를 먹는 경우 아침과 점심의 총칼로리와 총당질량은 그렇게 많지 않다. 그리고 저녁을 당질 제한식으로 하면, 원래 당질 제한식은 칼로리 과잉이 되기 어려운 식사이므로 하루 필요 칼로리를 초과하지 않을 가능성이 높고, 하루 당질량이 130g 이내가 될 가능성 역시 높다고 본다.

이처럼 당질 제한식을 유연하게 생각하고 치료에 적용하면 많은 환자들이 당뇨병 관리를 성공적으로 해나갈 수 있다고 생각한다.

물론 칼로리 제한식도 당질 제한식도 지속하지 못하는 사람이 있을 것이다. 이런 경우야말로 당뇨병 전문의로서 솜씨를 발휘할 때다. 환자가 실행할 수 있는 범위에서 최고의 식사법은 무엇인지 찾아서 지도하고, 그래도 효과가 충분하지 않다면 최저한도의 약제를 사용해 처방을 해야 할 것이다.

다만 내 개인적인 경험을 비추어보면, 가벼운 당질 제한식을 도입하는 것만으로 혈당 관리가 개선되는 사람이 상당히 많다. 이에 대해서는 앞으로 많은 시설이나 연구기관과 함께 대규모로 과학적인 검증을 해나가야 할 것이다.

당뇨병에는 유산소운동만
효과가 있다?

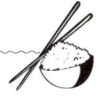

칼로리 제한식이든 당질 제한식이든 상관없다는 사고방식은 유산소운동과 근력강화운동의 관계와 비슷하다고 본다.

유산소운동이란 말 그대로 산소를 요구하는 운동으로 걷기, 자전거 타기, 조깅처럼 편안한 호흡을 지속하면서 할 수 있는 전신운동이다. 반면에 근력강화운동은 바벨을 들어 올리거나 팔굽혀펴기처럼 힘을 많이 사용하는 운동을 말한다.

내가 의사로 막 활동을 시작할 무렵에는 당뇨병 치료로 효과가 있는 것은 유산소운동뿐이라는 인식이 있었다. 근력강화운동을 하면 혈압이 올라가 위험할 뿐만 아니라 효과가 없다고 생각했다.

운동에는 당뇨병 치료 효과가 있다. 우선 칼로리를 사용하기 때문에 비만을 해소하는 데 도움이 되고, 식후에 운동을 하면 인슐린을 사용하지 않고 혈당치를 낮출 수 있다.

다만, 예전에는 이러한 효과를 근력강화운동으로도 얻을 수 있다는 사실이 증명되지 않았다. 이 때문에 당뇨병 치료로 효과가 있는 것은 유산소운동뿐이라고 여기게 된 것이다.

하지만 지금은 유산소운동뿐만이 아니라 근력강화운동에도 혈당치를 낮추는 효과가 있다는 것이 밝혀졌다.

최신 연구에서는 유산소운동 그룹, 근력강화운동 그룹, 두 운동 혼합 그룹, 대조군(아무 운동도 하지 않은 그룹)으로 나누어 그 효과를 비교했는데, 가장 성적이 좋았던 것은 두 운동을 섞어서 한 그룹이었다(Ann Intern Med 2007, 147, 357). 그다음은 유산소운동만 한 그룹, 그다음은 근력강화운동만 한 그룹이었다.

물론 어떤 그룹도 아무것도 하지 않은 대조군보다는 성적이 좋았지만, 유산소운동과 근력강화운동을 함께 할 경우 효과가 가장 좋았다.

유산소운동만 할 때보다 근력강화운동과 병행할 때 효과가 좋은 것은 근력강화운동을 하면 근육의 양이 늘어나기 때문이라고 생각된다. 유산소운동으로 혈당치를 낮추는 효과는 근육의 양이 많을수록 커진다. 따라서 유산소운동만 한 그룹보다 근력강화운동으로 근육의 양을 늘리면서 유산소운동을 한 그룹이 더 좋은 성적을 보여준 것이다.

즉 유산소운동과 근력강화운동 모두 효과가 있으므로, 당뇨병의 운동요법에 대해 생각할 때는 양쪽의 효과를 유연하게 생각하는 편이 좋다고 본다.

현재 우리 사회에서 당뇨병 치료식은 칼로리 제한식만 유효하다고 보고 있다. 그러나 유산소운동과 근력강화운동의 관계처럼 언젠가 당질 제한식의 효과도 인정받게 될 것이다. 그때는 어느 한쪽을 부정하는 태도가 아니라 양쪽의 효과를 제대로 인정해서, 환자가 선택할 수 있도록 유연하게 대응하는 것이 좋다고 생각한다.

구내식당도 변해야 한다

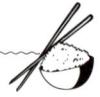

　유연하게 당질 제한식을 도입하는 데도 사회 전체가 변하지 않으면 실행하기가 어려운 점이 많다.

　현재 우리는 미슐랭가이드와 동시에 사원식당에 당질 제한식을 도입하는 운동을 계획하고 있다. 회식자리와 마찬가지로 직장인이 식사요법을 실행하기에는 점심도 중요하다. 가까운 곳에 식당이 많이 없는 사무실이나 공장에서 근무하는 사람들은 보통 사원식당에서 점심을 먹는 경우가 많은데, 사원식당은 보통 밥 위주의 빈약한 식단을 제공하는 곳이 상당히 많다.

　만약 사원식당에 당질 제한식을 하기 쉬운 메뉴가 준비된다면 당뇨병 치료에 효과가 있는 것은 물론, 젊은 직장인의 당뇨병이나 대사증후군 예방에도 도움이 된다.

현재는 당질 제한식에 대한 사회의 인지도가 낮아 당질 제한식을 실제로 제공하는 사원식당이나 패밀리레스토랑이 없지만, 끈기 있게 활동을 계속하면 하나둘씩 늘어날 것이라고 굳게 믿고 있다.

이러한 활동으로 사회 전체에서 당질 제한식을 실행할 수 있는 환경을 만들어가면, 사회적으로 여러 면에서 도움이 된다.

노동자가 병에 걸리지 않고 정년까지 건강하게 일할 수 있다면 사회에 크나큰 이익이다. 현재처럼 노동인구의 상당수가 생활습관병을 갖고 있는 경우 노동력에 손실이 있을 뿐 아니라 사회보장비도 확충해야 한다. 노동자가 도중에 병에 걸려 일을 할 수 없게 되면, 그때까지 보험료를 지불하던 입장에서 갑자기 의료비를 사용하는 입장으로 바뀐다. 경우에 따라서는 생활보호를 받아야 할 수도 있다. 이것은 병에 걸린 본인에게도 물론 불행한 일이지만, 사회 전체에도 재정적 압박을 주게 된다.

회식자리나 사원식당에서 당질 제한식을 이용할 수 있는 환경을 갖추게 되면, 당뇨병 환자가 계속 늘고만 있는 현 상황에 제동을 걸 뿐만 아니라 미래의 생활습관병도 예방할 수 있다.

당뇨병 치료식으로는 물론, 당뇨병을 비롯한 생활습관병의 예방 효과까지 있는 당질 제한식을 보급하기 위해 우리는 적극적으로 지식과 정보를 알릴 생각이다.

"UNITE FOR DIABETES(당뇨병 대책을 위해 온 세계가 합심해 행동에 나서자)"

이 말은 2006년 12월 국제연합 총회의에서 '당뇨병의 국제적인 위협을 인지하는 결의'를 할 때 표어로 사용된 말이다. 당질 제한식을 계기로 온 세계가 함께 맛을 포기하지 않고 식사를 즐길 수 있는 당뇨병 대책을 세워나가기 바란다.

당뇨약 끊을 수 있다

초판 1쇄 발행 2015년 5월 11일
초판 2쇄 발행 2020년 6월 10일

지은이 야마다 사토루
옮긴이 이근아
펴낸이 명혜정
펴낸곳 도서출판 이아소

등록번호 제311-2004-00014호
등록일자 2004년 4월 22일
주소 121-841 서울시 마포구 월드컵북로5나길 18 1012호
전화 (02)337-0446 **팩스** (02)337-0402

책값은 뒤표지에 있습니다.
ISBN 978-89-92131-89-6 13510
CIP제어번호: CIP2015012043

도서출판 이아소는 독자 여러분의 의견을 소중하게 생각합니다.
E-mail: iasobook@gmail.com